まえがき

こんにちは！　私は健康美容をテーマとしたエステサロンで働くエステティシャンです。

そんな私が皆さんにお伝えしたいことは「美は健康の上に成り立っている」ということです。エステサロンというと、ダイエットやお肌の悩みなどの美容トラブルを解決しに行くところというイメージが強い方もいらっしゃると思います。

私は、今までたくさんの女性を施術させていただいていくうちに、「ほとんどの美容トラブルは内臓から来ているものではないか？」と思うようになりました。もちろん、私はお医者さんでもなければ、内臓を透かして見る特殊能力ももちろんありません（笑）。エステティシャンとして、どのように内臓の問題と向き合っていこうか模索する日々。そこにプラスして、私自身も自分の病気をきっかけに健康の大切さを痛感し、「予防医学」という観点を持つようになりました。

なんとかそれらを取り入れたことができないだろうかと悩んでいたときに知ったのが「陰陽五行」の世界観でした。

この四文字熟語のような呪文を見て本を閉じようと思ったそこのあなた！　そんなあなたのためにわかりやすく、そしてちょっぴり可愛らしくお伝えしていきたいと思いますので、もう少しお付き合いくださいい。

ちまたに溢れる美容情報が自分には結果が出ないのはなぜだろうか？　ずっと繰り返す悩みはな

ぜなのだろうか？　はたまたいつもストレスを抱えて生きるのはもう嫌！　そんなお悩みを陰陽五行をベースに独自の美容スパイスを加えた内臓を元気にする活動「臓活」をテーマにお伝えしていきます。

黙っている内臓の声に耳を傾けることで、自分に合った美容法がわかり、さらには自分のことをより深く知ることができちゃいます♡

本書を読み終わった頃には、自分をもっと輝かせるココロとカラダのコツが手に入り、自分のことがもっと大切な存在になりますように。幸せな臓活美人が増えることを願っています。

２０２０年８月

白崎　順子

カリスマエステティシャンが教える優しい臓活ケア　目次

第3章　タイプ別臓活ケア　★美ボディプログラム

第4章　タイプ別臓活ケア　★美肌プログラム

第5章　タイプ別臓活ケア　★メンタルプログラム

第6章　人間関係と「臓活」の深い関わり

第7章　今日からあなたは臓活美人

第1章

芯からの
美しさを保つには
「臓活」が
キーワード

1　臓活ってどんな活動のこと

楽しい努力始めませんか

「朝活」「婚活」「就活」「妊活」と近年様々な「○活」が流行しています。まさしく学生時代に経験した「部活」のような楽しさを彷彿とさせるワードです。私はこの活動の多くに共通して言えるのが、今の自分の人生をよりよくするために「努力」するという考え方だと思います。

まさしく私の提案する「臓活」も「自分の人生をより楽しくハッピーにするために努力する」という考え方です。「臓活で人生をハッピーに？」と疑問に思われたかもしれませんが、内臓は私たちの健康や美容だけでなく、ココロにも深く関わっています。ご理解いただけるように、ココロと内臓の関係性もしっかり書かせていただいています。

そこを書きたかった理由として、私の元に施術に来てくださる方の多くは仕事や人間関係など様々なストレスを抱えている方がとても多いからです。「そこを何とかお手伝いできることはないだろうか。特に女性は私も含め感情の生き物！　そこが整ったらもっともっと毎日が楽しくよりハッピーな人生になるのではないか」と考え、カラダをケアすることでココロが整い、ココロをケアすることでカラダが整う「臓活」でお役に立てることができればと思っています。ハッピーな循環を生む活動を「臓活」として一緒に楽しい努力始めてみませんか？

2　東洋医学ってなに

東洋医学は人々の暮らしに寄り添ってきた民間療法

まず「臓活」を知るにあたって、その根底にある「東洋医学」からしっかり説明していきます。

東洋医学はアジア諸国で生まれて発展した医学の総称です。東洋医学というと中国の「中医学」のイメージが強いかと思いますが、他にも「ユナニー医学」（アラビア）、「アーユルヴェーダ」（インド）、「チベット医学」（チベット）、「モンゴル医学」（モンゴル）、「ジャムゥ」（インドネシア）、「韓医学」（韓国）、「漢方」（日本）があります。それぞれの地域で長い歳月、それぞれの歴史や文化を反映させながら、人々の暮らしに寄り添ってきた民間療法として発展してきたものです。

私も子どもの頃に風邪を引くと、おばあちゃんから喉にネギを切ったものを巻かれたり摩り下ろした大根を食べさせられたりと東洋医学が身近にありました。もっとも、その頃は「風邪のおまじないかな？」なんて思っていました（笑）。あなたにも今思えばそのような日常に取り入れられていた東洋医学の思い出はありませんか？

東洋医学は決して難しいものではありません。「おばあちゃんの知恵袋」のように優しくて自然に寄り添いながら、人間本来の自然治癒力を高める療法として、身近で誰しも簡単に実践できることをお伝えしていきたいと思います。

東洋医学はカラダの声を聴く未病ケア

現代の日本の医療は西洋医学が中心です。しかし、近年西洋医学だけでは症状を改善させられないことも増え、東洋医学が見直され取り入れられてきています。私はここ10年以上病院にお世話になるような病気はしていませんが、精密な検査や手術が必要になれば、西洋医学のお世話になります。アンチ西洋医学という考え方ではなく、それぞれの得意分野を見極めて、健康を維持していくことが大切だと思っています。

私は東洋医学のカラダの全体のバランスを診ることによって、病気になるリスクを回避する「予防医学」の観点が大好きです。冒頭にも書きましたが、私自身、病気になるまでこの予防医学という考え方が全くなく、突然症状が出たと思っていました。東洋医学をよく知る鍼灸師の先生とお話をしていたら、予兆がいくつもあったことに気づかされ驚きました。

自分のカラダはしっかりと不調のサインを出してくれていたのに……。そこに気が付くことができたら、防ぐことができていたのかもしれません。もっと早く東洋医学の世界観を知っていたら……。そんな思いが募り、どんどん独学で東洋医学の勉強にハマっていきました。

自分と同じように、サロンをご利用くださるお客様の内臓の声を私たちエステティシャンが読み取ることができたら、さらにはお客様ご自身で読み取ることができるようになれば、病気になる女性が減り幸せな女性が増えるのではないかなと思っています。私はそんなお手伝いができるのが東洋医学だと確信しています。

東洋医学の特徴は「気」という概念

東洋医学の世界観には「天人合一」という考え方があります。人間も自然や宇宙と1つの集合体であり、人間のカラダで起こることは自然や宇宙からの影響を受けていると考えられています。さらにすべてのものは「気」でできていると考えられていて、もちろん人間のカラダも「気」で構成されていると考えられています。

なんだか難しいことを言いましたが、私たちと「気」の関係性を表す言葉は日常でたくさん使われています。「病は気から」「気が合う」「気が乗らない」「元気」などなど。「気」は目には見えないものですが、その存在感は誰もがしっかり感じていますよね。

西洋医学との大きな違いは「気」の扱い方かもしれません。

「心身一如」の考え方

東洋医学では「心身一如」という考え方があり、不調の原因には心の問題が深く関わっている捉え方をします。検査結果では異状がなくても、むくみや冷え性といった慢性的に改善されない不調や自律神経の乱れ、免疫力の問題などそれらは「気」が関係していると考えられます。

緊張したときや不安を感じたとき、何度もお手洗いに行ったり、強いストレスを感じたときご飯が食べられなくなったりするなどの経験をしたことはありませんか？　そこからもわかるようにココロとカラダは深く深く繋がっています。

3　気・血・水のバランス

カラダにとって大切な3要素

東洋医学では、カラダにとって大切な3要素を「気・血・水」としています。「気」は前章でも書いた目には見えないものですが、生命活動を営むエネルギー源、「血」は血液とその働き、「水」は血液以外の水分とその働きを示しています。

これらの「気・血・水」はお互いに関係し合いながら、体内を巡ってその機能を発揮しています。このバランスが崩れてしまうと、様々な不調を招くこととなります。どれか1つが滞ると、じわじわと歯車が崩れ始め、他の2つにも影響が出始めてやがて全身に不調や症状が出てしまいます。

3つでセットなので、健康な状態を保つには「気・血・水」が体内でバランスよく循環している状態が大切になってきます。ではそれぞれの働きについて説明していきたいと思います。

「気」は生命活動のガソリン！

「気」はカラダの中の様々な生理活動をしています。血液を循環させたり新陳代謝を促したり、体温を正常に保つ作用や臓器を動かしたりと忙しく様々な生命活動に関わっています。過労や睡眠不足などで「気」が不足すると、「気虚」と言われる状態になり気力や元気がなくなります。それに伴い、内臓の働きも低下し、消化不良を起こしてしまったり免疫力も下がったりします。慢性疲労やだるさも出てきて悪循環となります。

また、精神的なストレスが続くと、「気」の巡りが滞り「気滞」という状態になり、憂鬱感が出やすくなります。それに伴い、胸やお腹が張ってきたり、喉が詰まる感じや食欲不振、生理不順や生理痛が酷くなったりもします。

同じく精神的なストレスが続くと、「気」が逆流してカラダの上部に上昇してしまう「気逆」という状態になり、イライラや怒りっぽくなったりします。それに伴い、動悸や吐き気、喘息などの呼吸器系のトラブルやめまいなどが起きやすくなります。

「気」は目には見えないですが、体に及ぼす影響は計りしれません。「病は気から」と言われるように、「気」をしっかりケアすることが必須になってきます。

「血」は生命活動の配達屋さん！

「血」はカラダを巡って、酸素や栄養素を各器官に届ける活動をしています。西洋医学では「血」は血液のことを示しますが、東洋医学では血液の働きも含めて「血」と考えています。

「血」は筋肉や骨格をつくり、髪の毛やお肌にも栄養を与え、健康にも美容にも重要な役割をしています。「血液サラサラ」「ドロドロ血液」など血液の質を表す言葉もお馴染みではないでしょうか。心筋梗塞や脳梗塞などの病気の原因としても考えられたり、美肌やダイエットの条件として美容面でも大切だと言われたりしています。

さらにそれだけではなく、精神にも大きく関わっていると言われていて、意識や睡眠とも深く関わっています。「血」の巡りが悪い状態を「瘀血」と言い、血液の汚れで巡りが悪くなっていると考えられていて、顔色がくすんだり目の下のクマ、吹き出物や肩こりや腰痛、冷え性や生理痛なども起きてきます。また、「血」が不足した状態を「血虚」と言い、貧血や皮膚のかゆみや抜け毛、生理不順、目のかすみや渇き、不眠症などが症状として現れやすくなります。

そして、「血」は「気」の力で巡っていると言われています。ただ巡らせればよいというわけではなく、「血」の質や量が重要になってきます。しっかり質や量も整えるケアにも取り組んでいきたいですね。

「水」は生命活動の海！

「水」はカラダを循環しながら、すみずみを潤し要らないものは排泄する活動をしています。「水」は「津液」とも言い、唾液、胃液、涙、汗、痰、尿などを含めた体液を表します。「水」は「血」を構成する成分でもあるので、「血」を含めて考えることもあります。

「水」が滞った状態を「水滞」と言い、足のむくみや関節に水が溜まる、また尿が出にくい・出やすい、鼻炎やくしゃみや痰、胃からポチャポチャ音がして、下痢などが続くと言われています。

反対に「水」が不足した状態を「陰虚」と言い、手足の火照りや唇や肌荒れ、関節の痛みやのど

【図表1　陰陽図】

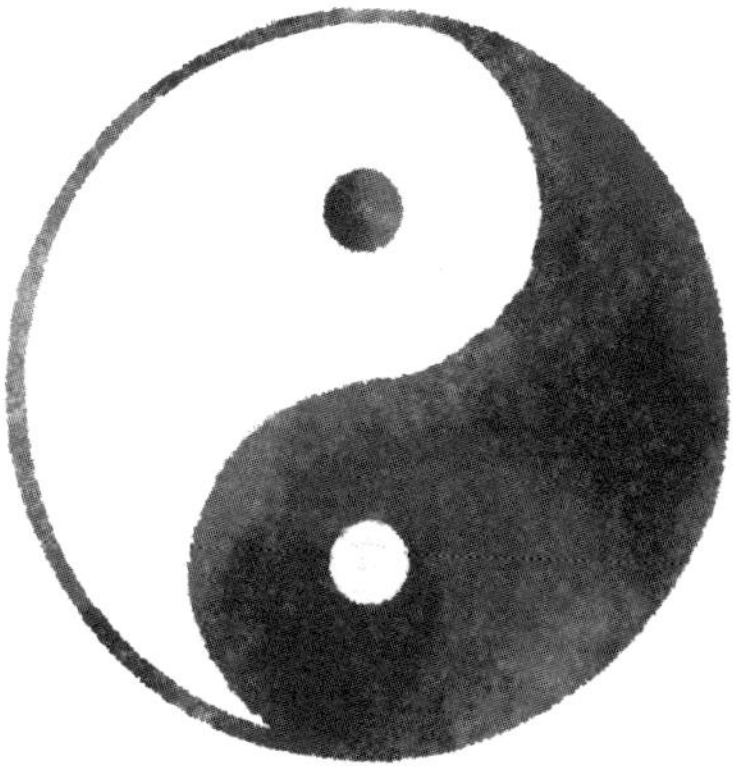

の渇き、尿の出が悪くなったりします。

人間のカラダは約6割が水分と言われるくらい、「水」は私たちのカラダに必要不可欠な存在です。汚れた「水」ではなく、いかに循環をよくしてキレイな「水」を巡らせるかが、健康にも美容にも大切なキーワードとなってきます。

4 陰陽ってなに

太極図はなにを表している?

古代中国の思想で宇宙に存在するすべてのものは「陰と陽」の2つに分類する考え方があります。白黒に分かれた太極図をご覧になったことがある方は多いのではないでしょうか?

こちらは白い部分を「陽」黒い部分を「陰」としていて、さらによく見ると「陽」の気である白い部分が出っ張っている部分にも「陰」の気が入り込んでいます(図表1)。

「陽」の中にも「陰」、「陰」の中にも「陽」があります。

「陰陽」もバランスが大切

「陰」は女性、月、裏、雨、夜、冷、静、「陽」は男性、太陽、表、晴、昼、熱、動と対立する性質を表していますが、絶対的な「陰」とか「陽」というものではなく、物質は絶えずバランスを取りながら新陳代謝をしています。その変化の一瞬を捉えたものが「陰陽」であるという考え方です。相反するものでありながらも、「陰」がなければ「陽」が存在しない、同じく「陽」がなければ「陰」が存在しないというように、２つが調和して初めて自然の秩序が保たれると考えます。

人間のカラダや感情も「陰陽」のバランスがとれていれば、心身が安定し健康な状態と言えます。

5　五臓六腑ってなに

内臓にも仲良しペアの組み合わせ

「五臓六腑に染み渡る」という言葉を聞いたことはありますか？「五臓六腑」とは、東洋医学において人間の内臓を「臓」と「腑」に分けて全体を言い表すときに使われてきた言葉です。

５つの袋状になっている内臓、肝臓、心臓、脾臓、肺、腎臓をまとめて「五臓」と呼びます。また６つの管状になっている内臓、胆のう、小腸、胃、大腸、膀胱、三焦をまとめて「六腑」と呼びます。

「臓」と「腑」は関わりが深いもの同士がペアになっている組み合わせがあります。早速、仲良しペアの組み合わせを発表しましょう！　肝臓と胆のう、心臓と小腸、脾臓と胃、肺と大腸、腎臓と膀胱、（心包と三焦）となります。このペアはどちらかが不調になると、もう片方も調子が悪くなりやすく、お互いに助け合って働いています。

さらにカラダの内側にある五臓はカラダの外側にある感覚器官とも繋がっているとも言われていて、肝臓は目、心臓は舌、脾臓は口、肺は鼻、腎臓は耳と言われています。その他にも感情や味覚、気象や体液など様々な事象と深く関わっているので、後の章で詳しく解説していきますね。

まずはそれぞれの五臓の働きについて説明していきます！

血液を蓄え気を巡らせる肝臓の働き

肝臓の働きは「蔵血作用」と読んで字の如く、血液を蓄える蔵としての働きをしています。蓄えるだけでなく、血液をキレイにクリーニングをし、全身に分配する血液の量をコントロールする働きもしています。

さらに「疏泄作用」と言って、全身に「気」を巡らせる働きもしています。「気・血・水」の章でも出てきましたが、「気」は目に見えるものではないものの、生命活動の維持にとても重要な役割をしています。

血液の循環と精神コントロールを担う心臓の働き

心臓の働きは左胸に手を当てるとわかるように、拍動を打ちながら血液を全身に循環させることです。肝臓が血液を蓄えたり血液の量を調整する蔵なら、心臓は血液を全身に送りだすポンプの役割です。血管を通して他の臓器や器官にくまなく血液を届けています。

心臓は精神活動にも深く関わっていると考えられていて、感情や思考、意識、記憶力など脳の働きにも需要な役割を担っています。心臓は生命活動の根本を支えている臓器で、五臓六腑のリーダー的な役割とも言われています。

気・血・水の原料をつくる脾臓の働き

脾臓の働きは「運化作用」と言って、胃と共に食べたものを消化して栄養を取り出し、気・血・水につくり替えて全身に運ぶ役割をしています。気・血・水の原料をつくる脾臓の働きはすべての臓器に影響を与えます。他の臓器が冷蔵庫や洗濯機などの家電なら、脾臓はそのエネルギー源である電気の発電所の役割をしています。

その他にも「昇清作用」と言って、つくられたエネルギーを持ち上げたり内臓を正しい位置に収めたりするリフトアップの役割も担っています。

さらに「統血作用」と言って、血液が血管から外へ溢れるのを防ぎ、全身に正しく巡らせる役割もしています。

呼吸で気と水を巡らせる肺の働き

肺の働きは「宣発作用」と「粛降作用」と言って、上方向・下方向へと巡らせる力を持っています。今まさに私たちがしている呼吸の活動で、新鮮な清気を取り入れ古くなった濁気を吐き出します。肺は空気清浄機のように、空気の中の異物を取り除くフィルターの役割もしてくれています。

脾臓でつくられたエネルギーの素を取り込まれた清気と共に、五臓六腑や器官に運びさらに気道や皮膚にも送られ、潤いやバリア機能を正常に保ちます。さらに肺は水を巡らせる働きもあり、余分な水分を汗として、発散したり腎臓に降ろして尿として排泄させたりする働きをしています。

生命の素を貯蔵する腎臓の働き

腎臓の働きは「蔵精作用」と言って、人間の成長や発育、生殖活動に関係するエネルギー（精）を貯蔵する働きをしています。エネルギー（精）には両親から受け継いだ「先天の精」と言って、生まれつきのエネルギーと食べ物や水分で日々補充した「後天の精」とがあります。この2つを合わせたものを貯蔵する働きをしています。

また体内で使われた水が最終的には腎臓に運ばれ不要なものを膀胱に運んで、尿として排泄するという「水分代謝」も腎臓の大事な働きです。

さらに「納期作用」と言って肺で吸い込んだ気を丹田（おへその下）に納める役割、「温煦作用」と言って、カラダや内臓を温める役割もしています。

以上が五臓の主な働きをまとめたものになります。この五臓の働きがわかると、いよいよ本題の「臓活」の世界観がよりわかってくると思います。

では、臓活美人への扉をオープンしていきます！

【図表2　五行相関図】

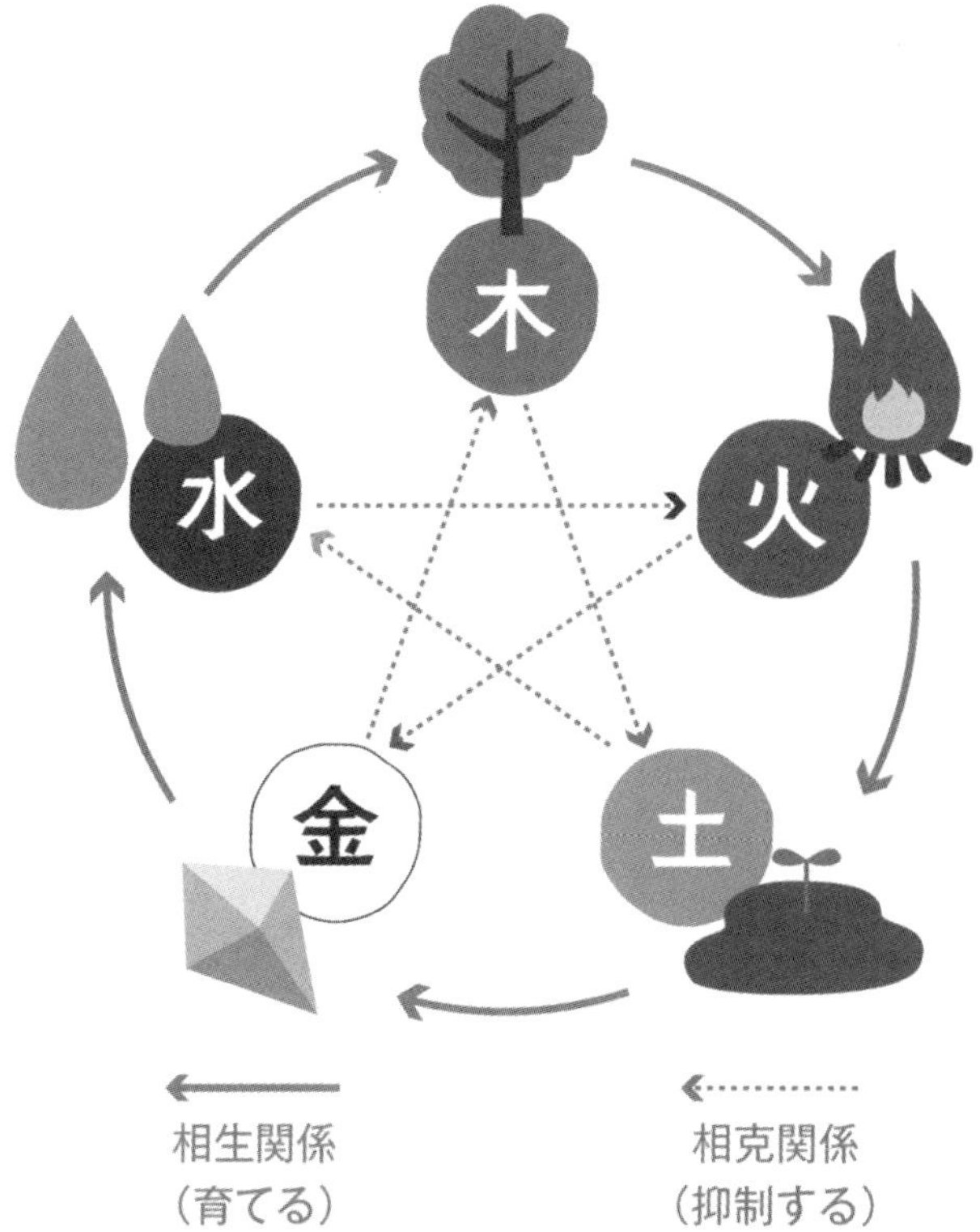

6　五行ってなに

知ることで不調の改善へのヒントがいっぱい

「臓活」のベースとなる考え方の基盤に「陰陽五行」というものがあります。こちらは先ほどご紹介した「陰陽」の思想に「五行」を合わせたものです。「陰陽」と同じく古代中国の思想の1つで、宇宙に存在するすべての要素を「木」「火」「土」「金」「水」の5つの要素に分けたものです（図表2）。その5つの要素に五臓六腑を当てはめて考えられたもので、内臓以外にも季節、感覚器官、体液、色や感情など様々な要素が当てはめられています（図表3）。

もちろん適当に当てはめられてる訳ではなくて、当てはめられた五臓と関連する器官の不調や症状、抱きやすい感情やバランスを崩しやすくなる季節などとの深い関係性がわかってきます。

例えば、目の疲れがなかなか改善されない場合、まずはスマホやPCで目を酷使しているという「外的要因」が考えられますが、それらのダメージを緩和しても改善されない場合、「内的要因」として「五行」の出番なのです。「五行」で「目」は「肝臓」の不調と深く関わりがあります。肝臓は血液を蓄える蔵とお伝えしてきました。蔵で蓄え、さらに血液をクリーニングし、どのくらいの量を配るかを担当しています。

あなたは、お魚を買うときはどこを見ますか？　私は魚の「目」を見て買います。新鮮な魚は目に

【図表３　五行色体表】

	五行	木	火	土	金	水
五臓と関連する器官	五臓	肝	心	脾	肺	腎
	五腑	胆	小腸	胃	大腸	膀胱
	五官	目	舌	口	鼻	耳
	五体	筋	血脈	肌肉	皮	骨
	五華	爪	面	唇	毛	髪
	五液	涙	汗	涎	涕	唾
五臓とココロ	五志	怒	喜	思	悲	恐
	五神	魂	神	意	魄	志
五臓に変調を招く	五悪	風	熱	湿	燥	寒
	五季	春	夏	土用	秋	冬
	五労	行	視	坐	臥	立
五臓が変調した時の症状	五色	緑	赤	黄	白	黒
	五味	酸	苦	甘	辛	鹹
	五動	握	憂	噦	咳	慄
	五病	語	噫	呑	咳	欠
	五臭	臊	焦	香	腥	腐
	五声	呼	笑	歌	哭	呻

濁りがなく、キレイだと聞いたことはありませんか？　その新鮮さとは血液の鮮度を表しています。

肝臓がスムーズに働くと、血液の鮮度を保つクリーニングや血量に不足がなく行われるので、目の疲れも出にくいと考えられます。反対に肝臓が疲れると、それらが正しく行われないので「死んだ魚の目」になってしまいます。目は最も新鮮な血液を必要としている器官なので、血液の状態が如実に表れてきます。目にまつわる言葉は魚だけでなく、私たち人間の生き生きとした様子にも使われることは多く、「目がキラキラしている」「澄んだ眼差し」など目は口ほどにものを言うものです。

というように「外的要因」をいくら改善しても解決に結びつかないのは「内的要因」である内臓のケアが足りてないからかもしれません。そして、不調が出たとき、どこの臓器の不調が考えられるのかを自分で読み取ることができたら、大きな病気をする前に予兆の段階でケアができるので、「予防医学」としての東洋医学本来の強みが活かせるのではないでしょうか？　さらには健康の土台がしっかり整えば今まで以上に「美」に磨きがかかりますよ♡

7　相生説と相克説

相生説とは親子のような関係

「五行」にはそれぞれが関係し合っているというルールがあります。その1つが「五行相生説」と言うものです（図表4）。木・火・土・金・水を右回りのエネルギーの流れを「相生」と言

〔図表4　五行相生図〕

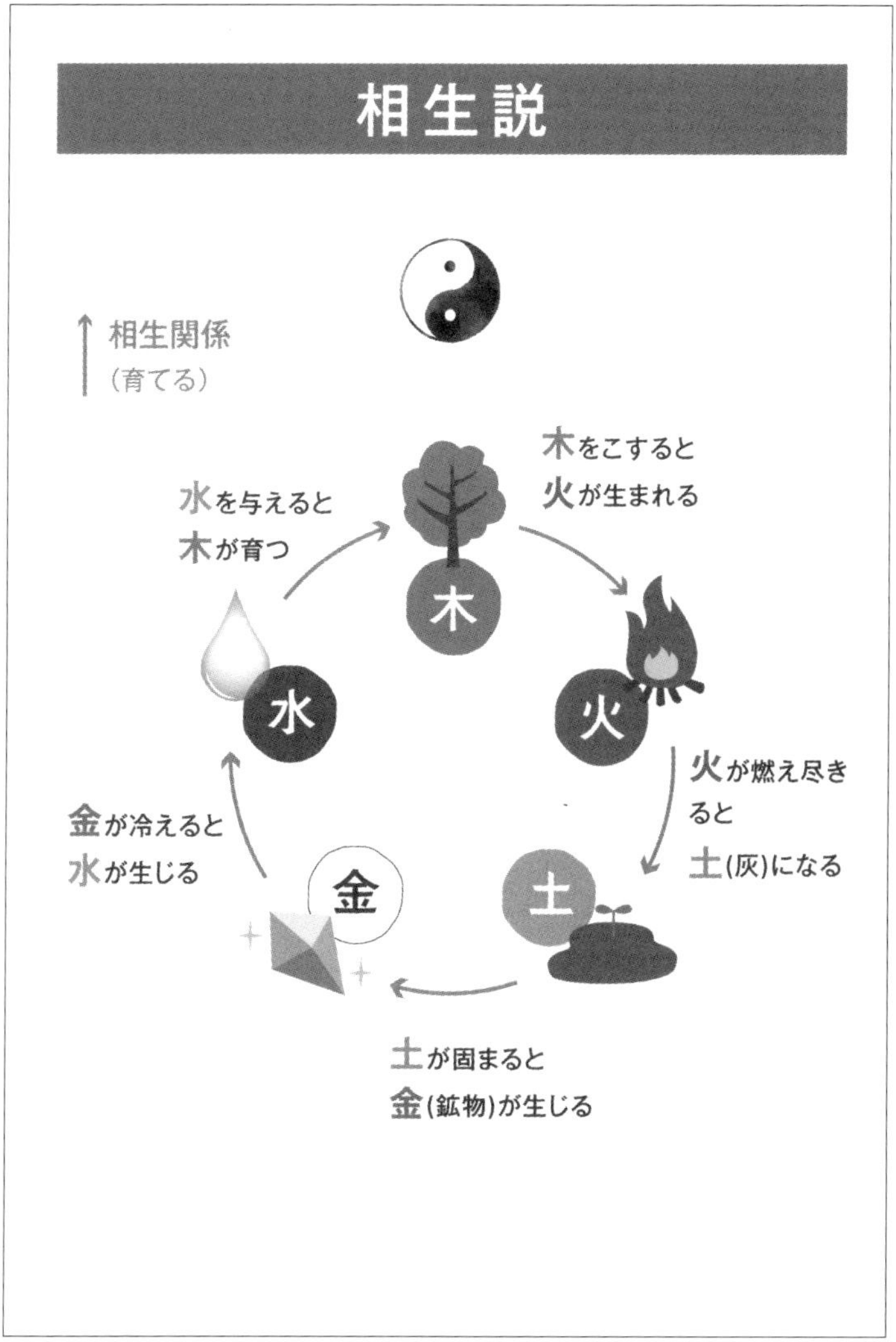
相生説
相生関係
（育てる）
木をこすると
火が生まれる
火が燃え尽き
ると
土(灰)になる
土が固まると
金(鉱物)が生じる
金が冷えると
水が生じる
水を与えると
木が育つ
木
火
土
金
水

い、お互いに助け合う親子のような関係です。

「木」をこすると「火」が生まれ、「火」が燃え尽きると「土」（灰）になり、「土」が固まると鉱物として「金」属が生じ、「金」属が冷えると「水」滴が生じ、「水」をやると「木」が育ちます。それらは親子のような関係なので「木」が親で「火」が子ども、「火」が親で「土」が子どもということになります。

子を助けるには、まずは親のケアをして子の働きを助けるのが五行の活用のポイントでもあります。例えば、目の疲れを「肝臓」をケアしてもよくならない場合は、その親である「腎臓」からケアしていくと「肝臓」にエネルギーがいきわたり、よくなる場合もあります。

相克説とは抑制し合う関係

「相生」に加えて、もう1つのルールが「五行相克説」というものです（図表5）。木・火・土・金・水を1つ置きの対角線のエネルギーの流れを「相克」と言い、お互いに抑制しあう関係です。「木」は「土」から養分を吸収し、「土」は「水」の流れをせき止め、「水」は「火」を消し、「火」は「金」属を溶かし、「金」属は「木」を切るという流れになります。

この考え方を応用すると、不調の因果関係をより深く知ることができます。不調を今起きていることだけで見るのではなく、「相生」「相克」を加味してストーリーを見つけ出し、広い目で不調の原因を診ることが大切です。ただ、「相克」の関係性を知ると、エネルギーを奪う存在が「相克」

〔図表５　五行相克図〕

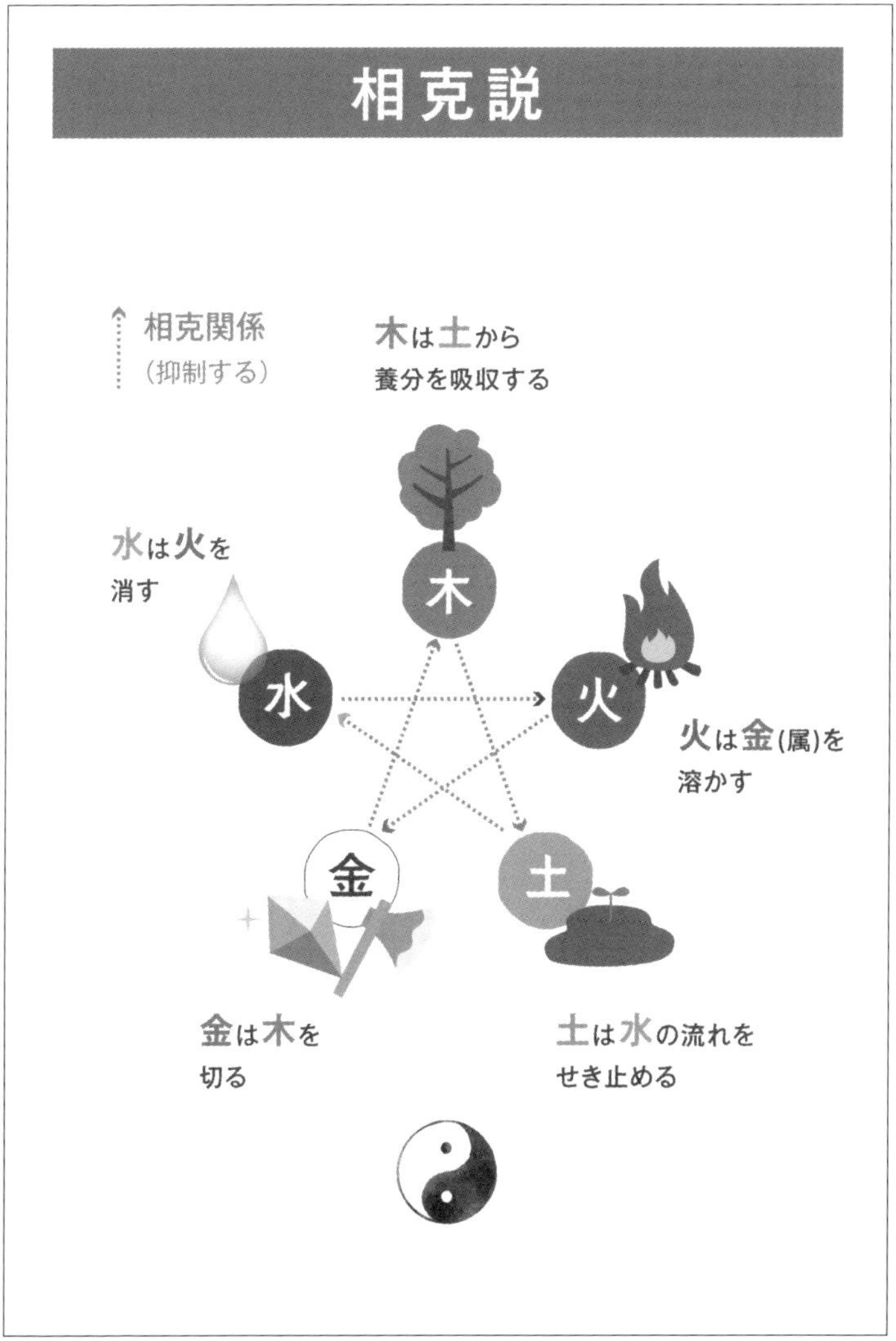
相克説
相克関係
（抑制する）
木は土から
養分を吸収する
水は火を
消す
木
水
火
火は金(属)を
溶かす
金
土
金は木を
切る
土は水の流れを
せき止める

だと考えてしまいますが、臓器も人間関係も必要ないものはありません。

私はこの「相克」をもう1つ別の捉え方として、「自分をよりよくするためのブレーキ」と考えます。「土」にとって「木」は植えることで何も植えない土壌よりも循環がよくなり、よりよい土壌ができ上がります。畑や田んぼも何も栽培しない土壌は質が落ちるでしょう。「水」にとって「土」はあちこちに流れていくのを定めてくれる道しるべとなります。あちこちに分散して流れるよりもより強い流れがつくれます。

「火」にとって「水」は燃え盛りすぎた勢いを落ち着かせてくれたりと火の加減を調整してくれたりします。勢い余って燃え尽きないようにブレーキをかけてくれています。

「金」にとって「火」はカチカチになった「金」属を溶かし、アクセサリーや硬貨など形を変えて違った魅力を輝かせてくれる存在となります。

「木」にとって「金」は幾重にも枝分かれしすぎた枝を選定して、本来の幹の力を温存するお手伝いをしてくれます。より強い幹となり力強く上に伸びていきます。

このように「相克」の関係性はどちらが強い弱いものではなく、自分をよりよくするための存在と捉えてみると、感謝の気持ちや学びの幅がグッと広がるのではないでしょうか？（図表6）

東洋医学ではそのように関係性の捉え方を知ることができるので、色々な側面で役に立ちます。この「相生」「相克」を取り入れた考え方で全体観を俯瞰して見ること、それがまた東洋医学の面白さでもあります。

〔図表６　相克は高め合う関係性〕

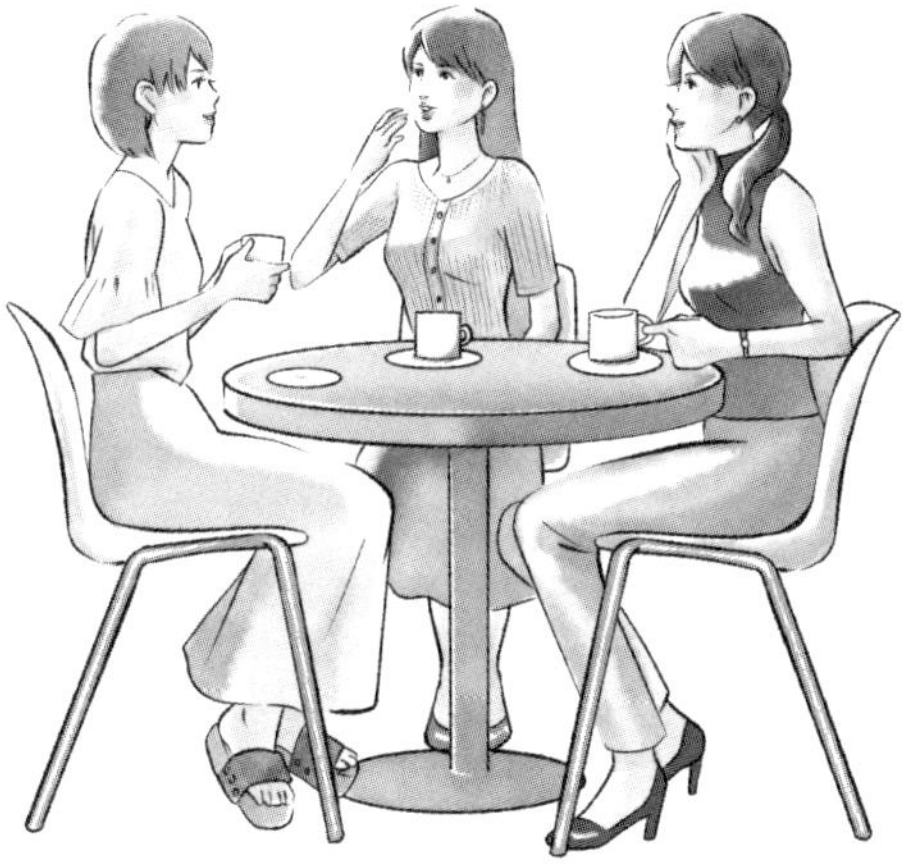

8　養生法という考え方

養生法＝自分を大切にすること

「五行」では五臓六腑や器官だけでなく、それぞれの内臓を元気にしてくれる味覚や季節の食材、色や穀物などが当てはめられています。それらを日々の食生活にうまく取り入れることで、不調の改善や病気になりにくいカラダづくりができます。

私たちは恵まれた時代を生きているので、手軽に食べ物を手にすることができます。それは、時として食べ物のありがたさやカラダに及ぼす影響を考えず、なんとなくで選んでいて自分のカラダを蝕んでいることだってあります。

カラダが欲するものの声を聴くといいますが、甘いお菓子ばかりをカラダは本当に欲しているのでしょうか？　添加物がたっぷり入った食材を取り続けることをカラダはどう思っているのでしょうか？　何を隠そう今や偉そうに（笑）、食事療法を語っている私こそ20歳から一人暮らしを始め10年間カラダの声を無視し続けて、外食とコンビニ生活で好き勝手やっていた人の1人です。

その当時は不調だらけ。風邪を引いたり肌荒れを繰り返したり慢性的な疲労感や原因不明の突発性のアレルギーなど病院のお世話になることもしばしばでした。何よりメンタルが不安定で、イライラしたり落ち込んだりメンタルのアップダウンに振り回され続け、自分のことが大嫌いでした。

当たり前ですが、カラダは食べたものでつくられています。自分自身が身をもって体感しましたが、カラダだけでなくメンタルも食と深く関わっています。自分のために選ぶ食事が自分をつくること、この毎日の当たり前に何を選択するか、それが自分を大切にする第一歩だということを食を選ぶ際に思い出してみてください。

そして食事だけでなく自分の「気」が巡ることを見つけることも養生法となります（図表7）。あなたは、自分のココロは何をしているときに幸せを感じますか？　答えられなかったあなたはピンチ！それはあなたが不幸なのではなく、自分のココロが幸せを見つけるセンサーが鈍くなっているということです。日常の当たり前の中にいっぱい幸せは転がっています。日頃の疲れがたまっていると、幸せセンサーが鈍ってしまい、何もよいことがないなと感じてしまい、気の巡りも滞ります。

その悪循環に陥りそうになったら、幸せセンサーをしっかりと働かせてください。朝ごはん美味しくて幸せ、通勤中に雨に遭わなくて幸せ、仕事ができて幸せなど、幸せをたくさん見つけているうちに、なんて自分は幸せなんだろうと満たされた気持ちになり、何か特別なことをしなくても「気」が巡ってきます。

何も養生法は特別なことではありません。薬も病院もなかった時代の先人たちが様々な工夫のもと自分のカラダを守る知恵として自然と行ってきたことです。恵まれた時代を生きている私たち。恵まれていることに感謝しつつ、今の自分のカラダに合わせた様々な選択に養生という考え方を少しでも取り入れていただけると嬉しいです。

【図表7　養生法】

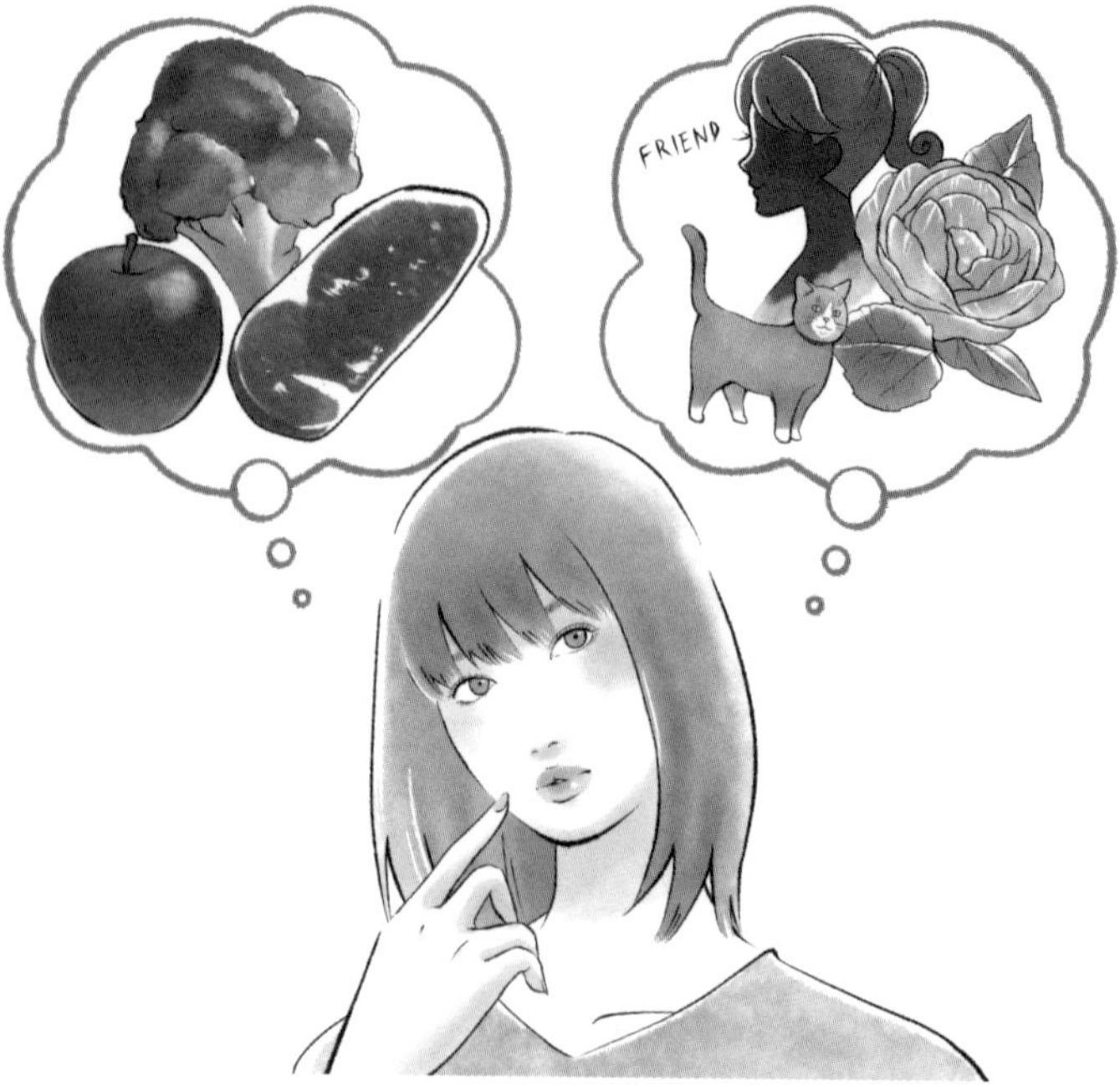

第2章

あなたはなにタイプ？「臓活美人診断」

1　自分をよく知ることが最大の近道

遠回り美容法にさよならしましょう

あなたは自分がどんな体質だかわかりますか？　考えたこともない方はちょっと損をしているかもしれません。自分の体質を知ることが美容への最大の近道となるからです。

近年、テレビや雑誌だけでなく、Instagram や Twitter など SNS でも手軽に様々な美容法を知ることができます。情報の垂れ流しの時代と言われる今、毎日大量の健康法や美容法の情報が目に飛び込んできます。この食材が美容によいと言われれば、次の日その食材がスーパーやネットから姿を消します。新しいブームが次々と生まれ、ブームの美容法を試すことが繰り返されています。

大量の情報の中から自分に合うものを探す、大変な時代となりました。私も昔はモデルさんが水を1日に3リットル飲んでいると聞けば、試してみたりバナナをひたすらに食べるダイエットをしてみたりです（笑）。「それって自分に合っているのかな？」など考えることもありませんでした。

もちろん人間のカラダの構造はそう大きく変わる訳ではありません。しかし、それぞれに持って生まれた遺伝的な気質と今与えられている環境によって、つくり上げられた気質がミックスしたものが今の自分の体質というものをつくっています。まずは自分の体質を理解したうえで、数ある情報と上手く付き合っていくことが遠回りな美容法を回避する最善の策だと私は考えます。

2　さあ始めよう臓活美人タイプ診断！

タイプ診断の心構え

チェックシートに取りかかる前に体質は、前章でもお伝えしたように、遺伝的な要素と生活習慣や環境などの後天的な要素があります。その割合は４対６もしくは３対７とも言われていて、圧倒的に環境による要因が体質に大きく関わってきます。

職場やポジションが変わったり結婚や出産など、特に女性は環境の変化を人生の中で多く経験します。旦那様の転勤に伴って、ライフスタイルが変わったときや子育てや介護など置かれる環境によって、そのときの自分が感じるストレスや感情は大きく変わってきます。

このチェックシートは１度やれば終わりではなく、環境の変化や体調の変化を感じたときにやってください。５タイプに分かれますが、いくつかのミックスタイプになる場合もあります。毎回診断結果が変わる方もいます。決して当てはまる内臓だけをケアすればよいという考え方ではなく、五臓六腑のバランスを整えるために、今強く出ている内臓をケアしようと考えてください。

私たちのカラダは五臓六腑すべてで、バランスをとって循環しています。今まで感じたことのない不調が出たら、それはどこの内臓が疲れているのかを各タイプを参考に読み取っていただけると嬉しいです。自分のタイプ以外はパラパラ飛ばし読みしないように（笑）よろしくお願いします！

臓活美人体質診断

①～⑤の当てはまる項目にチェックを入れ合計数をそれぞれ集計して相関図（図表8）に個数を入れてください。1番多い項目があなたのタイプになります♡

①

□目が疲れやすい（目やにや涙が出やすい又はドライアイ）
□肩こり首コリがある
□筋肉やエラが張りやすい
□ニキビや目元のクマができやすい
□瞼やこめかみに静脈（青い血管）が浮き出しやすい
□片頭痛が起きやすい
□爪が割れやすい又は二枚爪になりやすい
□経血にかたまりが混ざる
□足がつりやすい又は目周りがピクピク痙攣する
□太ももにセルライトができている
□イライラしやすい
□気分にむらがある

①合計　　個

②
□眠りが浅い・寝つきが悪い
□舌の先が赤くなりやすい
□赤ら顔になりやすい
□手のひらや足の裏が赤くなりやすい
□口の中が熱くなりやすい又は口内炎ができやすい
□汗っかきもしくは暑くても全く汗をかかない
□物忘れをしやすい
□手足の末端が冷えやすい
□動悸や息切れめまいがおきやすい
□ため息をつく癖がある
□お腹周りの厚みが気になる
□集中力が続かない

②合計　　個

③
□唇が荒れやすい又は皮が剥けることがある
□食べても太りにくい
□季節の変わり目に体調を崩しやすい
□梅雨時期や雨の日が苦手

□猫背になりやすい
□運動しても筋肉が付きにくい
□鼻血が出やすい
□不正出血が起きるときがある
□口の中が粘つく又は乾燥する
□ほうれい線やたるみが気になる
□肌が黄ぐすみしやすい
□わりと神経質なほうだ

③合計　　個

④
□鼻炎になりやすい
□秋冬に風邪を引きやすい
□気管支が弱い又は喘息がある
□痰がからみやすい
□呼吸が浅くなりやすい
□便秘になりやすい
□アレルギーやアトピー性皮膚炎がある
□肌が乾燥しやすい

□背中や二の腕の厚みやむくみが気になる
□声が割と小さいほうだ
□物悲しい気持ちになりやすい
□自分に厳しいほうだ

④合計　　個

⑤

□耳鳴りやめまいが起きやすい
□腰のだるさや腰痛がある
□トイレに行く回数が多い又は少ない
□髪が抜けやすい又は白髪が増えた
□肌が黒くくすみやすい
□足がむくみやすい
□生理不順や排卵日に不調がある
□カラダの歪みが気になる
□シミや肝斑が気になる
□下半身の冷えが気になる
□つまづきやすくよく転ぶ
□不安になりやすい

⑤合計　　個

【図表8　臓活診断図】

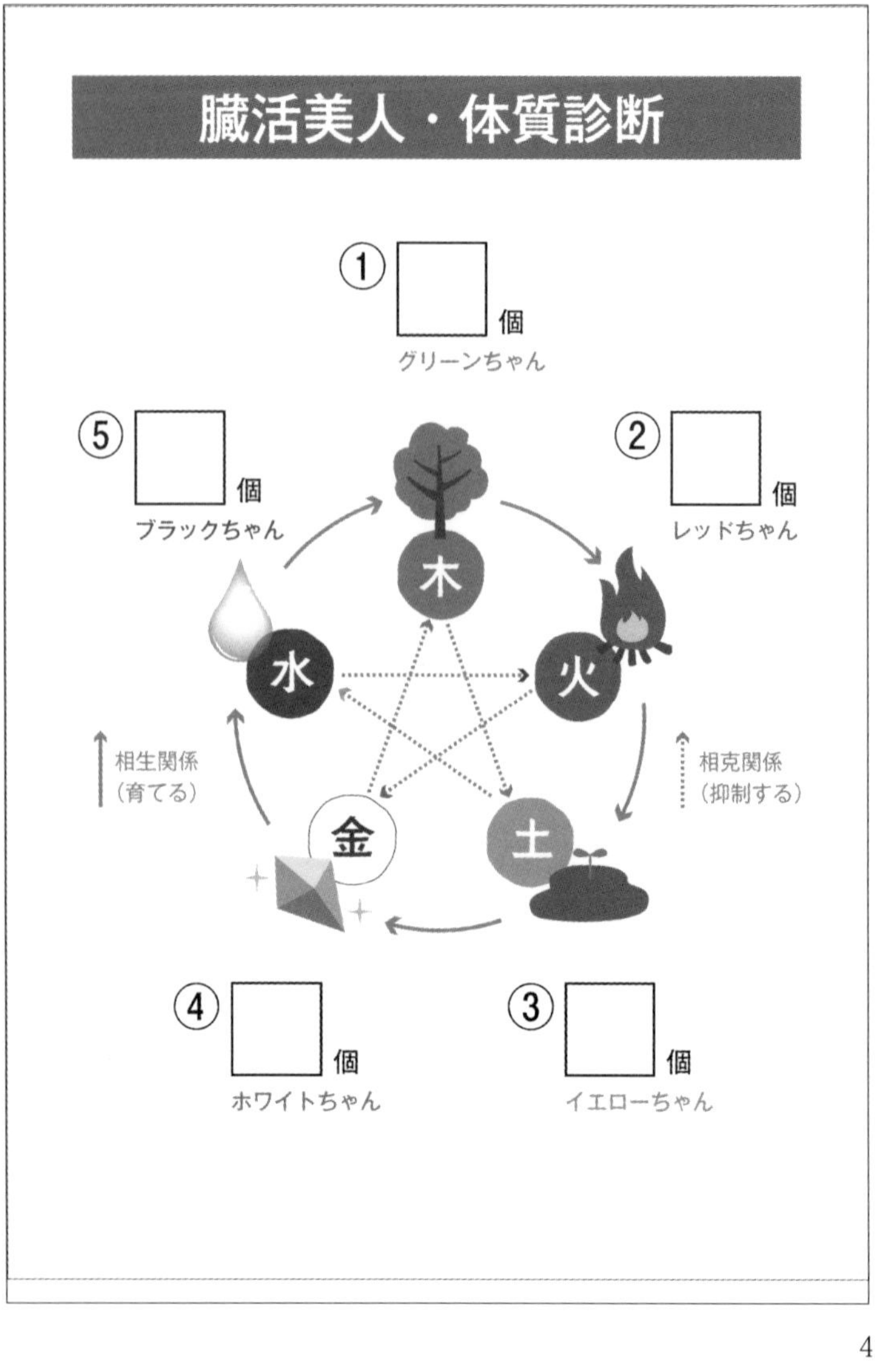
臓活美人・体質診断
①
個
グリーンちゃん
⑤
個
ブラックちゃん
②
個
レッドちゃん
木
火
水
土
金
相生関係
（育てる）
相克関係
（抑制する）
④
個
ホワイトちゃん
③
個
イエローちゃん

あなたは何タイプが1番多かったですか？　それぞれのタイプを解説していきます！

3　頼れるリーダーグリーンちゃん

グリーンちゃんの特徴

グリーンちゃんはテキパキとしていて、リーダーシップを発揮するタイプです。五行は「木」なので上にぐんぐん伸びたい成長欲求が高く、さらに五神は「魂」で勘が鋭く決断力に優れていますの(図表9)。一見、キリッとしていてしっかり者に見えますが、季節は「春」が配当されているので、本来は春の陽気のように、穏やかでのんびり屋さんな一面もあります。

向上心が強く責任感も人一倍強いので、頑張りすぎてしまい、五臓では「肝臓」に負担がかかります。肝臓が不調になると出やすい感情・五志は「怒」なので、怒りっぽくなる傾向もあります。さらに不調のときの動作として、五病は「語」なので興奮して話が止まらなくなったり、不調のときの声の調子・五声は「呼」で声を荒げたり怒鳴ったりするといった衝動に駆られることもあります。

ストレスと上手く付き合いながら、特性を活かしていければ、持ち前の指導力と思考力の高さでみんなを上手くまとめ目標や夢に向かって素晴らしい結果を残せることとなります。

さらに思いやりに溢れ、困った人がいたら放っておけない世話好きタイプでもあります。

Green tree

五行	木		五色	緑（青）
五臓	肝臓		五味	酸
五腑	胆のう		五動	握
五官	目		五病	語
五体	筋肉		五臭	臊
五華	爪		五声	呼
五液	涙		五悪	風
五志	怒		五季	春
五神	魂		五労	行

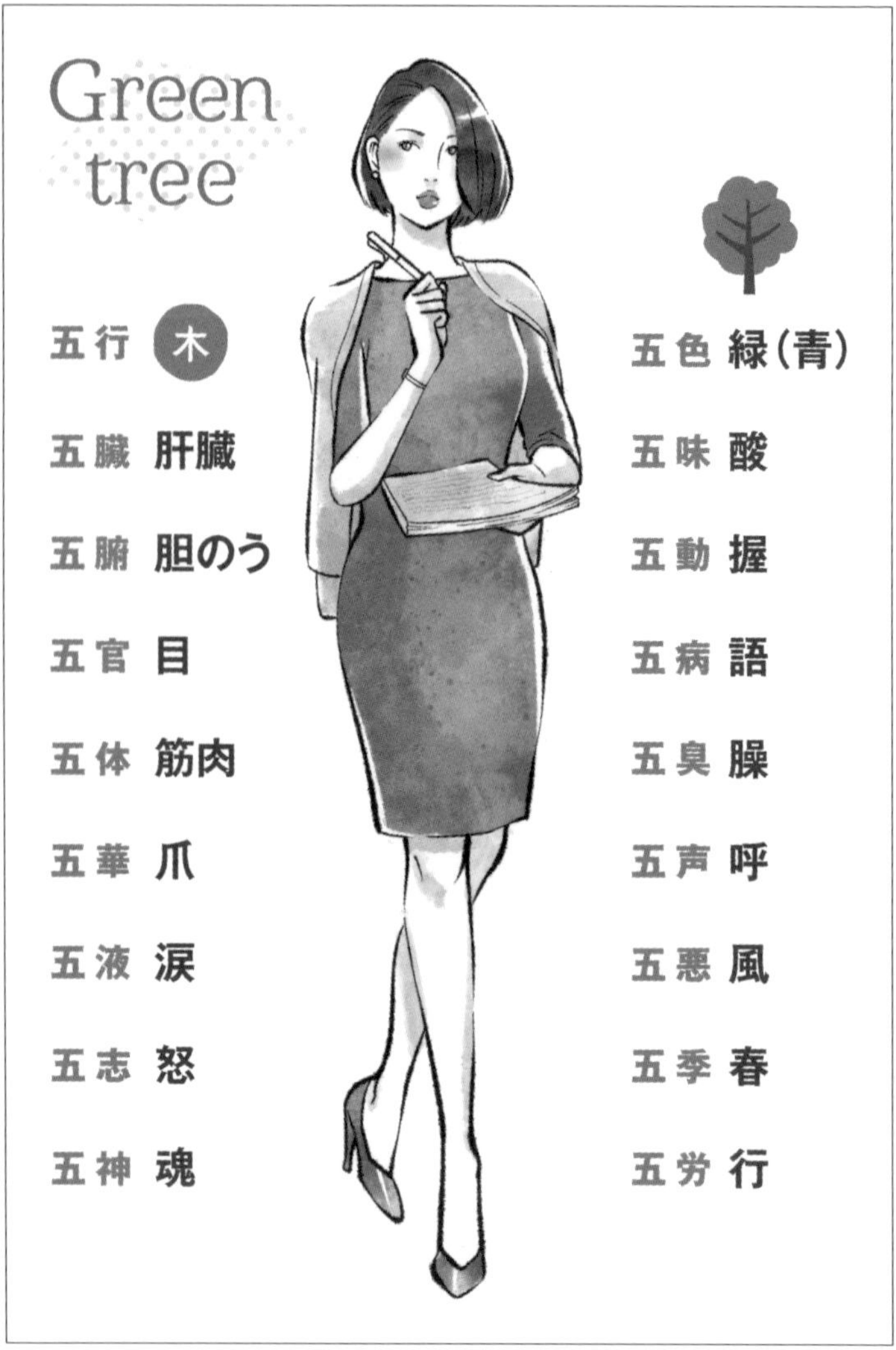

4　楽しいことが大好きレッドちゃん

レッドちゃんの特徴

レッドちゃんは明るくおおらかで社交的なタイプです。五行は「火」なのでメラメラとエネルギッシュで失敗を恐れず、行動力はピカイチです。五神は「神」で愛が人生のテーマでドラマチックな人生を望みます。さらに季節は「夏」が配当されているので、エネルギッシュな反面、夏の雷や夕立のように気分のアップダウンも激しい傾向にあります。

五志は「喜」が配当されているので、楽しいことが大好きで新しいものや刺激を好みます。傾向として、楽しいことや刺激が不足または過剰すぎると、五臓では「心臓」に負担がかかります。不調のときの動作として五病は「噫」なのでゲップやため息が多くなり、不調のときの声の調子・五声は「笑」で愛想笑いやカラ元気の状態になります（図表10）。

ストレスと上手く付き合いながら、特性を活かしていければ、持ち前の明るさと情熱で何事にもポジティブに取り組み、みんなを楽しませる才能があります。新しい情報をキャッチする能力も高く、楽しいアイデアで人目を惹くのも得意です。

社交的で人見知りをせず誰とでも仲よくなれるタイプですが、親しき中にも礼儀ありで、礼節を重んじて、相手を思いやれる優しさもみんなに愛される要因の１つです。

【図表10　レッドちゃん五行色体表】

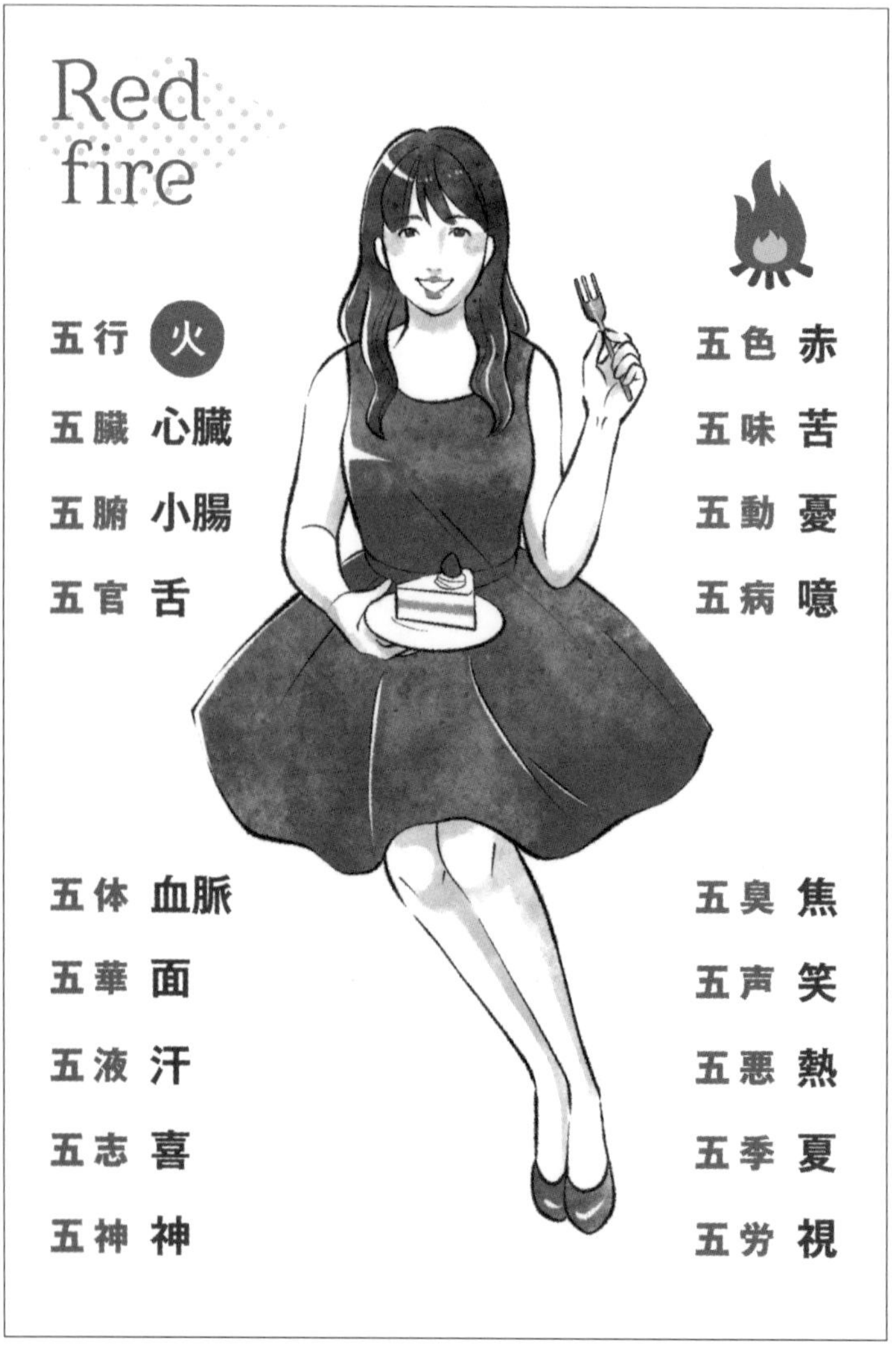
Red
fire
五行 火
五臓 心臓
五腑 小腸
五官 舌
五体 血脈
五華 面
五液 汗
五志 喜
五神 神
五色 赤
五味 苦
五動 憂
五病 噫
五臭 焦
五声 笑
五悪 熱
五季 夏
五労 視

5　クリエイティブなイエローちゃん

イエローちゃんの特徴

イエローちゃんは勉強熱心で繊細なタイプです。五行は「土」なので、じっくりと物事を掘り下げる傾向にあります。五神は「意」なので、とりあえずでは行動できず、しっかり納得するまで調べてから行動に移します。季節は「土用」が配当されていて、季節の変わり目は体調を崩しやすいデリケートな時期と同様、性格も傷つきやすく純粋で繊細な心の持ち主です（図表11）。

五志は「思」が配当されていて、自分を内観したり自分の世界観に浸ったりする傾向にあります。自分と向き合う掘り下げ方がネガティブな思慮になり考えすぎると、五臓は「脾臓」に負担がかかります。不調時の動作として五病は「呑」なので、唾を呑むように言いたいことが言えずに抱え込みます。声の調子・五声は「歌」で声がうわずったりと自分の気持ちを伝えることを躊躇します。

ストレスと上手く付き合いながら特性を活かせれば、物事を理論的に理解でき、落ち着いた判断ができます。さらに自分の世界観に浸っていく中で、クリエイティブなアイデアが生まれます。

手先も器用で細かい作業が得意なので、じっくりモノづくりや器用さを活かした仕事、さらに知識の量を活かして書き物をするのも素晴らしい才能を発揮します。

子どものように純粋で、細かな気配りや人を思いやれるので、みんなに愛される存在でもあります。

【図表11　イエローちゃん五行色体表】

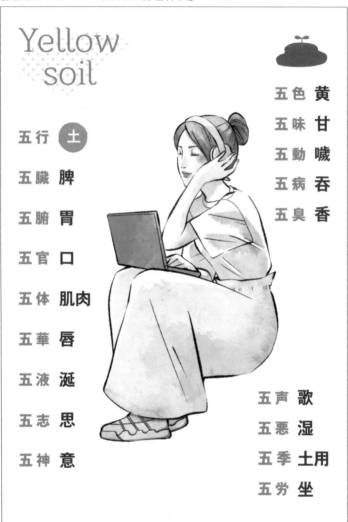

Yellow
soil

五行　土

五臓　脾

五腑　胃

五官　口

五体　肌肉

五華　唇

五液　涎

五志　思

五神　意

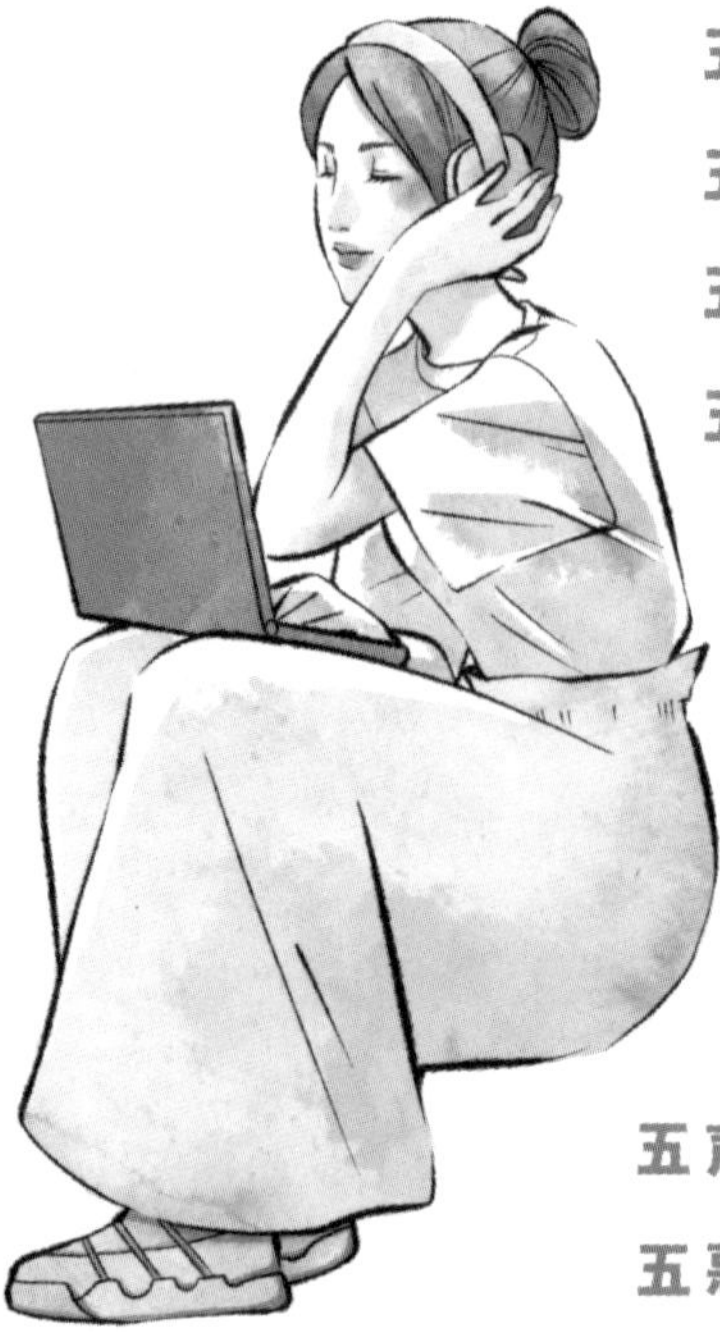

五色　黄

五味　甘

五動　噦

五病　呑

五臭　香

五声　歌

五悪　湿

五季　土用

五労　坐

6　コツコツ努力家ホワイトちゃん

ホワイトちゃんの特徴

ホワイトちゃんは縁の下の力持ち真面目なタイプです。五行は「金」なので、堅実で頑固な傾向です。五神は「魄」で感覚に優れているので、人のサポートや時代の感覚に適応できる能力があります。

季節は「秋」が配当されていて、夏が終わり陽の気が収束し陰に入れ替わってくる季節なので、落ち着いていてあまり感情の起伏がなく、コンディションを一定に保つクールさも持ち合わせています。

真面目でストイック、さらには控えめなので、我慢のしすぎで五臓は「肺」に負担がかかります。肺が不調になると出やすい感情・五志は「悲」が配当されており、悲観的な感情を抱きやすく、否定的に物事を捉えたり誰も自分をわかってくれないと悲劇のヒロインになりたがる傾向にあります。

不調のときの動作として、五病は「咳」なので、咳のように突然相手に激しく自分の感情をぶつけることがあります。不調のときの声の調子・五声は「泣」で、大声で泣いたりと感情が変化します。

ストレスと上手く付き合いながら特性を活かしていけば、きっちりとした正確な仕事ができるので、マニュアルをつくったりルール決めをしたりと几帳面さが人に喜ばれます。自分に厳しく粘り強く物事に取り組めるので、コツコツと努力が実を結ぶことが多いのも魅力です。

周りからは安心感があり。頼れる存在として愛される存在でもあります（図表12）。

【図表12　ホワイトちゃん五行色体表】

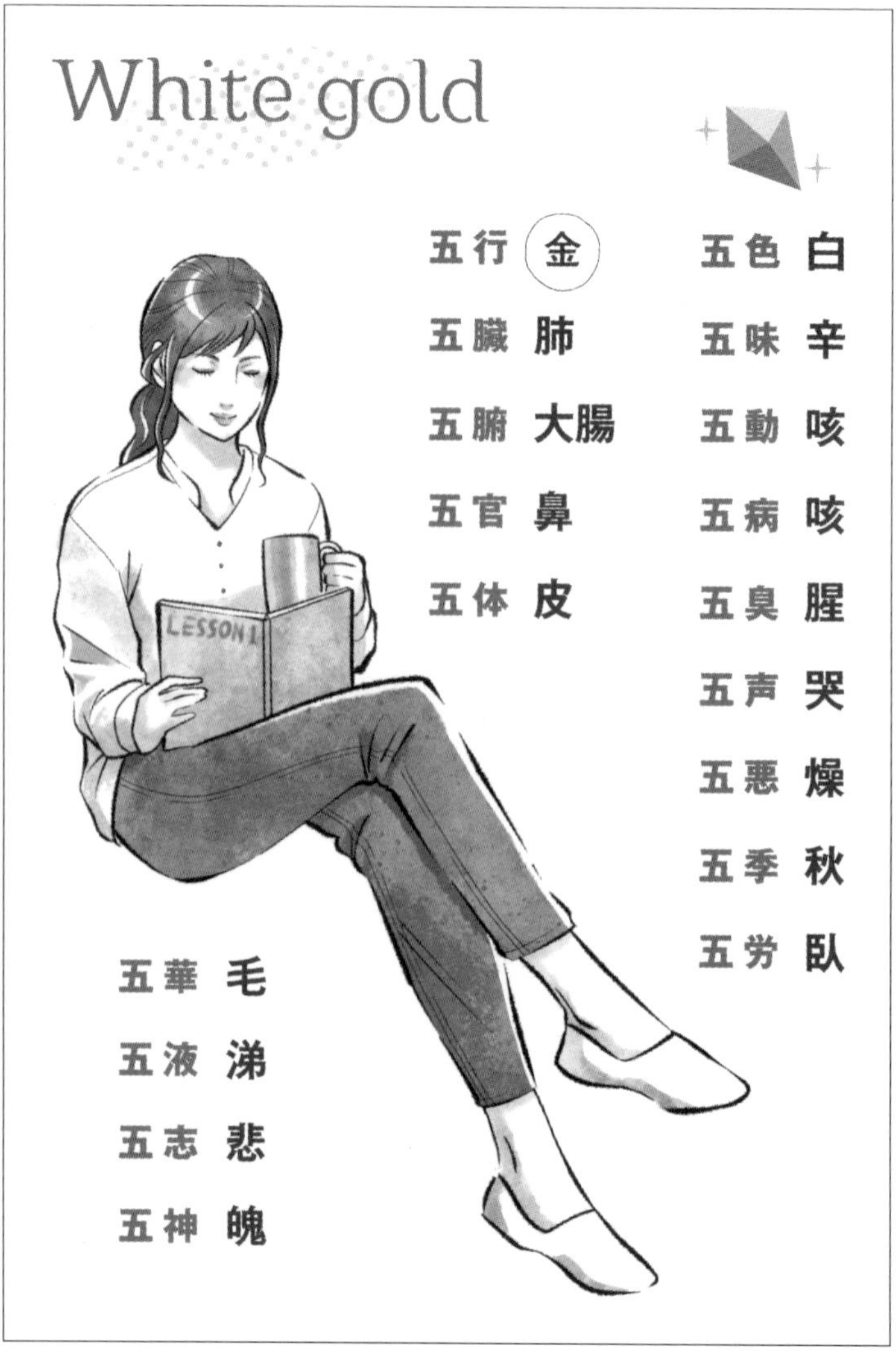
White gold
五行 金
五臓 肺
五腑 大腸
五官 鼻
五体 皮
五色 白
五味 辛
五動 咳
五病 咳
五臭 腥
五声 哭
五悪 燥
五季 秋
五労 臥
五華 毛
五液 涕
五志 悲
五神 魄
LESSON 1

7　優しい夢想家ブラックちゃん

ブラックちゃんの特徴

ブラックちゃんはマイペースな不思議ちゃんタイプです。五行は「水」なので、無色透明でカタチがないので、他人に合わせて譲る気持ちのある謙虚な人柄です。五神は「志」で、現状を穏便に維持したいと争いを好まず受け身な性質です（図表13）。

季節は「冬」が配当されていて、秋に取った栄養で冬眠をするようにじっくりとスキルアップをしたりのんびりと妄想をしたりマイペースに時間を過ごす傾向です。その反面、春に向けて明るく活発に動く二面性を持ち、確実に仕事をこなし冷静に根回しをするなど抜け目ない行動をします。

他人に影響を受けやすく、多くの情報をキャッチし妄想するので、漠然と不安になることが増えます。過度に不安になると、五臓は「腎臓」に負担がかかります。五志は「恐」なので、まだ起きてもいないことをあれこれ妄想し、不安になったり考えすぎて臆病になったりします。

不調のときの動作として、五病は「欠」であくびが出たり何も考えられなくなったりします。不調のときの声の調子・五声は「呻」で、寝ている時にうなったり不安を他人のせいにしたり、愚痴が増えます。

ストレスと上手く付き合いながら、特性を活かしていけば、聞き上手で協調性があり、おちゃめなタイプなので、みんなを和ませる存在となります。

【図表13　ブラックちゃん五行色体表】

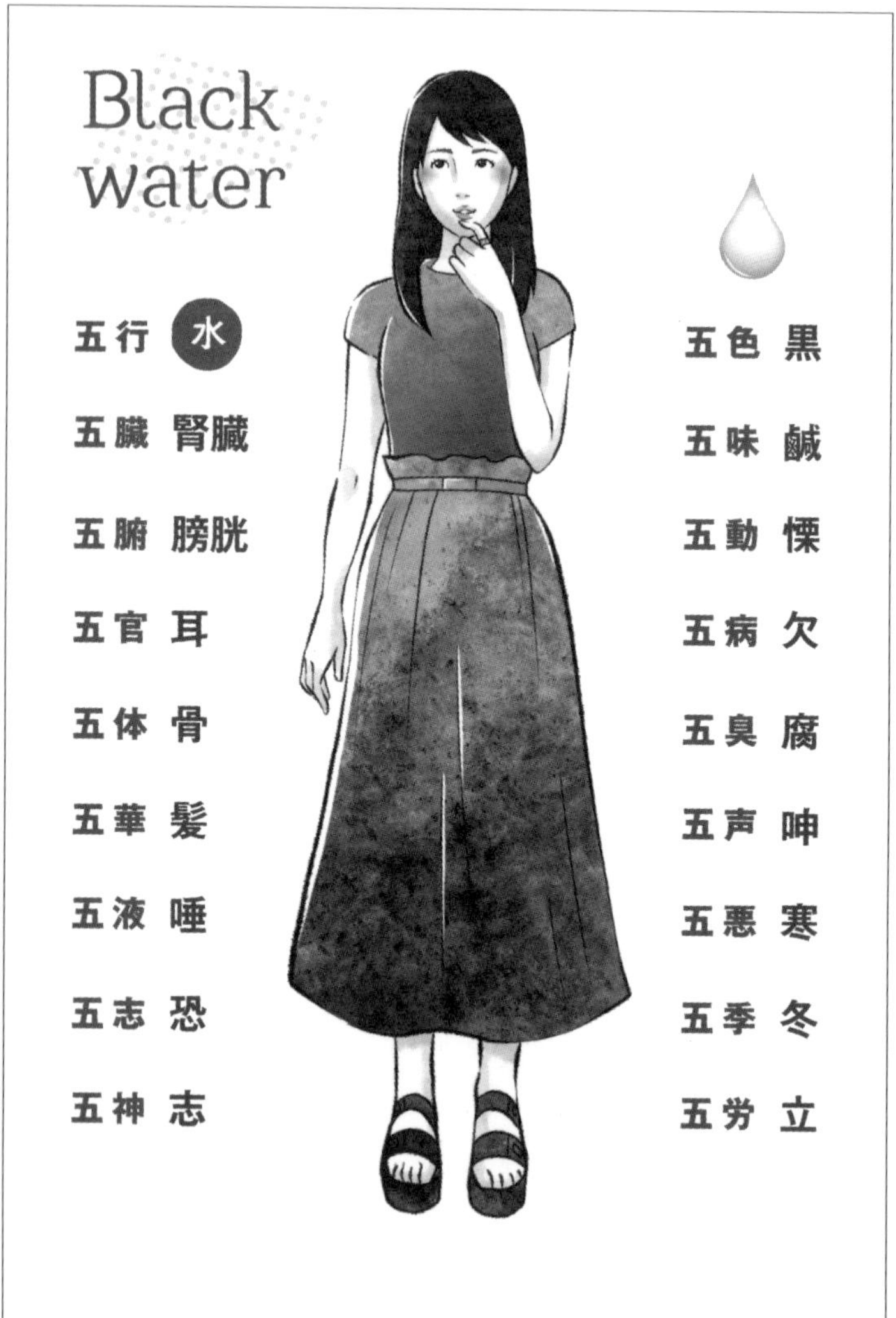
Black
water
五行 水
五臓 腎臓
五腑 膀胱
五官 耳
五体 骨
五華 髪
五液 唾
五志 恐
五神 志
五色 黒
五味 鹹
五動 慄
五病 欠
五臭 腐
五声 呻
五悪 寒
五季 冬
五労 立

妄想もポジティブに活用すれば、誰も想像ができないような斬新なアイデアをつくり出します。海のように広い心でみんなを見守り、時には滝のような力強い行動力を持ち合わせているので敵をつくることなくみんなに愛される存在になります。

8　今日から趣味は自分観察！

東洋医学の第一歩は自分に興味を持つことから

自分のタイプを知ってみていかがでしたか？　この診断を通して今まで自分でも気が付いていなかった体質や変調、自分らしさに気が付いていただけるきっかけになれば嬉しいです。

冒頭にも書きましたが、このタイプは環境や季節の変化で変わったりミックスタイプになったり変動します。そこも楽しみながら丁寧に自分と関わっていってください。自分自身のカラダの声を聴けるようになることが、東洋医学を身近なものとして自分に引き寄せる第一歩です。明日から人間観察で他人を観察するではなく、自分観察に本腰を入れるようお願いします（笑）。自分に矢印を向けて、自分をめいっぱい知ろうとすること。きっとあなたのカラダは大喜びするでしょう！

自分のタイプがおおよそわかったところで、この後はカラダ編、お肌編、メンタル編を各タイプごとに詳しく書いていきます。自分の謎を紐解いていってください。自分マスターになる方が増えることを祈って張り切って書いていきますので、お付き合いよろしくお願いします。

【図表14　5タイプ女子】

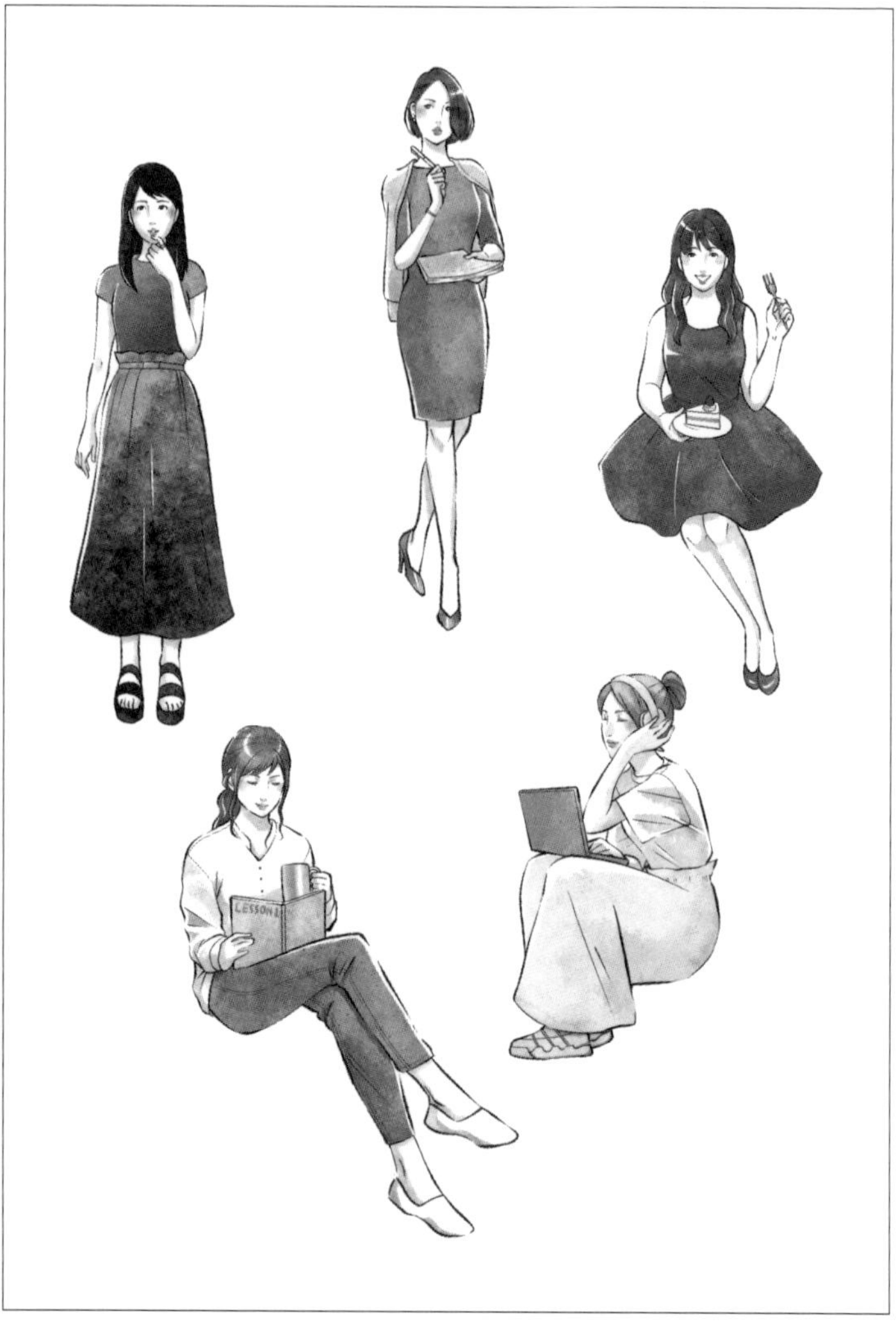

第3章

タイプ別臓活ケア★美ボディプログラム

1　臓活美ボディとは

ボディケアとは

私が理想とするボディケアとは、自分の今のタイプを知り、そこからさらに健康面、美容面について考えられる不調や美容トラブルを考えた上で内側からケアしていくことです。

今出ている不調や美容トラブルを改善に導き、今後出やすいと想像される不調や美容トラブルを先回りして予防していくという考え方です。

若い頃はあまりピンときませんでしたが、「美は健康の上に成り立っている」年齢と共にこれを実感することは非常に多いです。特に女性はホルモンのバランスが年代と共に変化していきますので、より一層内側からのケアが必要となってきます。

2　ダイエットと臓活の関係性

女性の大半はダイエットという永遠のテーマと共存しているのではないでしょうか？　もちろん私も気が付けば、中学生の頃からダイエットというテーマと共に成長してきたといっても過言ではないくらい、実に色んなダイエットに挑戦してきました。

リンゴしか食べないリンゴダイエットに始まり、サウナスーツを着て汗だくになるまで走ったり、ひたすらにカロリーを気にして食べるのが怖くなったり、謎の痩せるサプリメントを飲んで体調を崩したり……。失敗も数知れず、色んなダイエット法を試してきました。

そんな万年ダイエッターだった私が太りにくい体質に変化していったのも、陰陽五行を知り自分の体質と向かい合うようになってからです。甘いものを必要以上に欲するにも理由があり、冷たいものばかりを取りすぎてしまうにも理由があります。

臓活ケアではそれらを「禁止」するのではなく「代替え案」で工夫するという考え方です。鶴の恩返しにもあるように、人は禁止されると、余計にそこに執着してしまいます。ぜひこの後ご紹介させていただく臓活ケアも楽しく取り組んでくださると嬉しいです。

3　グリーンちゃんのデトックス美容法

グリーンちゃんの健康トラブル

グリーンちゃんは「肝臓」に負担がかかりやすい体質。そこから考えられる健康面の不調は肝臓と関係が深い感覚器官の「目」、不調時に分泌される体液は「涙」なので、眼精疲労や目周りの痙攣、かすみ目、ドライアイ、視力低下、目やに、夜盲症などの症状です。

さらに肝臓と関係が深い器官は「筋肉」、不調のときに出やすい症状は「握」で、筋肉の緊張から肩や首こり、背中の張り、痙攣や麻痺が考えられます。

不調時の体臭や口臭は「臊」であぶら臭く、体表面は「爪」のトラブルが現れます。爪の色が悪くなったり、二枚爪、割れやすい、変形などが考えられます。

血液のトラブルにも注意が必要なので、生理痛やPMS（月経前症候群）さらには、気の巡りも肝臓の不調から来るトラブルなので、自律神経の乱れにも注意が必要です。

さらに五悪に「風」が配当されているので、エアコンや強い風に当たるのを嫌いますが、風は突然吹くという側面から突発性の病気にも注意が必要です。

グリーンちゃんの美容トラブル

グリーンちゃんの美容トラブルとして「肝臓」に負担がかかることにより、血液のクリーニングが正しく行われず、老廃物が組織液の中に広がり「セルライト」ができやすい体質となります。

体型としては「固太り」になりやすく、いかり肩や全体的に硬く張っている肉質になります。

特にふくらはぎや太ももが張りやすく押すと、痛みを伴う凸凹するセルライトが多く見られます。

さらに血液が全身にうまく分配されず、肌のくすみや背中のニキビ、全身や髪の乾燥を招きます。

グリーンちゃんの養生法

グリーンちゃんに必要な養生法は「肝臓」の負担を減らすこと！　肝臓はアルコールの分解のイ

【図表15　グリーンちゃんHealth＆Beauty】

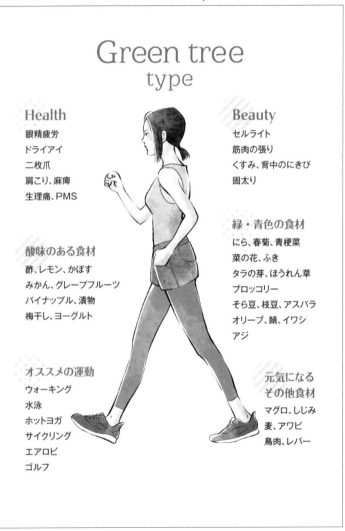

Green tree type

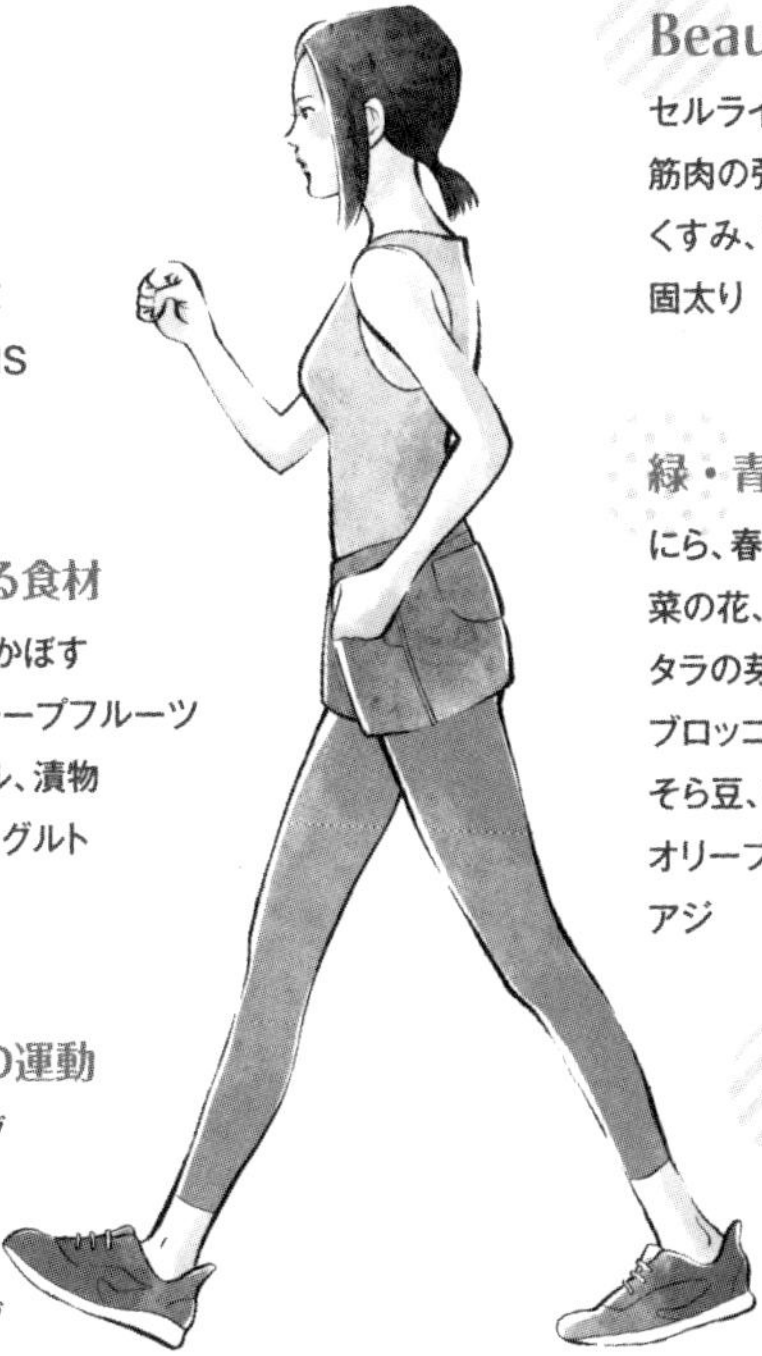

Health

眼精疲労
ドライアイ
二枚爪
肩こり、麻痺
生理痛、PMS

酸味のある食材

酢、レモン、かぼす
みかん、グレープフルーツ
パイナップル、漬物
梅干し、ヨーグルト

オススメの運動

ウォーキング
水泳
ホットヨガ
サイクリング
エアロビ
ゴルフ

Beauty

セルライト
筋肉の張り
くすみ、背中のにきび
固太り

緑・青色の食材

にら、春菊、青梗菜
菜の花、ふき
タラの芽、ほうれん草
ブロッコリー
そら豆、枝豆、アスパラ
オリーブ、鯖、イワシ
アジ

元気になるその他食材

マグロ、しじみ
麦、アワビ
鳥肉、レバー

メージが強いですが、それだけでなく添加物や残留農薬、抗生物質や油の分解をしてくれている「化学処理工場」です。

日々の食生活ではなるべく添加物の少ないものや無農薬の食材を選び油っぽい食べ物を減らす工夫が必要です。

「酸味」と上手く付き合う

グリーンちゃんは肝臓が弱ってくると、脂っこい食べ物を好む傾向にあります。揚げ物や炒め物、ラーメンやピラフ、バターやマヨネーズといったこってりした食べ物が無性に食べたくなります。

そんなときは肝臓と共鳴する味覚・五味「酸」酸っぱいものがおすすめです。酸味は肝臓の働きを高め、油の分解を助けてくれるので、どうしても脂っこいものを食べたいときは、揚げ物にはレモンを絞ったりポン酢で食べるなどの工夫が負担を減らす食べ方です。

また、酸味のある柑橘系に含まれるビタミンCはストレスを和らげる効果があると言われているので、ストレスを感じたときはレモンやグレープフルーツなどビタミンCを多く含む柑橘系の酸味がおすすめです。ただし、摂りすぎると相克関係である「土」の働きを低下させ、胃酸が出すぎて胃痛が起きやすくなるなどのトラブルが出ます。量は相克が起きない程度が目安となります。

◎酸味のある食材・酢・レモン・かぼす・みかん・グレープフルーツ・パイナップル・漬物・梅干し・ヨーグルト

「緑・青」食材を摂り入れる

さらにグリーンちゃんの肝臓の働きを助けるのが気の巡りをよくすると言われている五色「緑・青」の食材です。特に五季「春」に摂れる緑色の野草は肝臓の食薬になります。

おすすめのたんぱく質は青魚と言われる鯖やイワシ、肝臓を補う肉類五畜「鳥」肉やレバーです。

さらに肝臓と同じ形をしているしじみや造血作用のあるアワビやマグロもおすすめです。

◎にら・春菊・青梗菜・菜の花・ふき・タラの芽・ほうれん草・ブロッコリー・そら豆・枝豆・アスパラ・オリーブ・鯖・イワシ・アジ・マグロ・しじみ・アワビ

寝る時間がキーワード

内臓にはそれぞれ活発に動く時間が割り当てられています。グリーンちゃんの負担がかかりやすい臓器「胆のう」は23時～1時、「肝臓」は1時～3時に活性化し修復すると言われています。23時にはゆっくりと良質な睡眠がとれているのが理想です。

逆に、23時に近い時間にお酒を飲んだり脂っこい食事をしたりすると、肝臓に負担をかけてしまいます。夜遅い食事には特に注意が必要です。理想は寝る3時間前には食事を終えていることが、肝臓の働きの低下を防ぎますので、夜ご飯は20時までに終えているのが理想的です。

ライフスタイルの関係で毎日は無理でも肝臓にまつわる不調が出ているときや、最低でも週２回日はそのような生活が送れるように養生するのがポイントです。

性格を味方につける

グリーンちゃんのダイエットの成功の秘訣は「目標を決めること」です。目標や目的が明確に決まったほうが、がぜん頑張れちゃうのがグリーンちゃんの特徴です。

いつまでに、どんな手段でどうなりたいか。数字や期限をしっかり決めて計画的なダイエットが責任感の強いグリーンちゃんにはおすすめです。緑と触れ合うのもおすすめなので、新緑の中を歩くことやゴルフもおすすめです

◎筋肉にゆっくり作用する運動がおすすめ　ウォーキング・水泳・ホットヨガ・エアロビ・サイクリング・ゴルフ

4　レッドちゃんの熱さまし美容法

レッドちゃんの健康トラブル

レッドちゃんは「心臓」に負担がかかりやすい体質。そこから考えられる健康面の不調は心臓と関係が深い感覚器官の「舌」で口内炎や舌の先が赤くなったり、ろれつが回らなくなる、舌をよく噛む、味を感じにくいなど味覚異常を起こします。

不調時に分泌される体液は「汗」なので、寝汗をかいたり、汗っかき、もしくは汗が全くでないなどの症状が出ます。さらに心臓と関係が深い器官は「血脈」で血管なので全身に血液が巡りにく

くなると循環器系に問題が生じ、動悸や息切れ、めまい、不整脈、動脈硬化といった症状がでます。

不調時に出やすい症状は「憂」なので、熱や気が上にこもりやすく暑さに対応できない状態やイライラ、精神的な不調を招きます。不調時の体臭や口臭は「焦」でこげくさい香りがし、体表面は「面」で赤ら顔、又は顔色が白っぽくなったり顔の肌ツヤがなくなります。

心臓は精神や意識のコントロールも司っているので、情緒不安定や眠りが浅い、寝つきが悪いなどの不眠のトラブルを引き起こします。五悪に「熱」が配当されているので、熱中症や心臓に熱がこもるなどすると、胸がモヤモヤし焦燥感にかられ落ち着きがなくなります。

レッドちゃんの美容トラブル

レッドちゃんの美容トラブルとして、「心臓」に負担がかかることにより、血液循環が正しく行われず代謝が下がり「脂肪」ができやすいカラダとなります。

さらに「舌」が発達しているので、美味しいものを食べるのが大好きなグルメタイプが多いのが特徴。外食の機会が増え、内臓脂肪を蓄え、お腹周りに厚みのある「脂肪太り」が多く見られます。

上半身にエネルギーが溜まりやすい性質でもあるので、上半身にボリュームがある体型となります。

レッドちゃんの養生法

レッドちゃんに必要な養生法は「心臓」と「小腸」の負担を減らすこと！　小腸は胃から運ばれ

【図表16　レッドちゃんHealth＆Beauty】

Red fire
type

Health
口内炎、舌を噛む
汗っかき、めまい
不整脈、睡眠トラブル

Beauty
脂肪ができやすい
お腹まわりの厚み
代謝不良

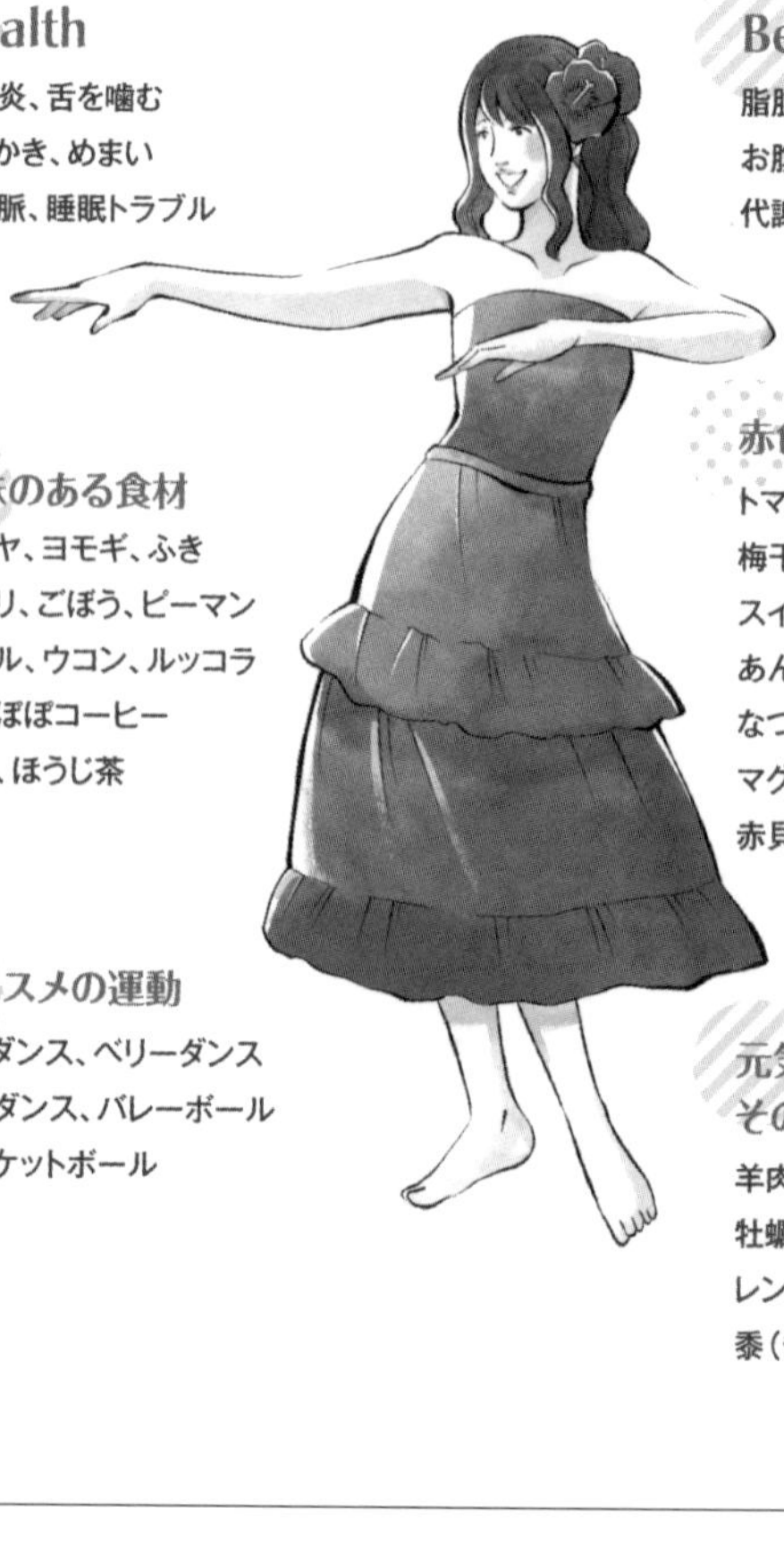

苦味のある食材
ゴーヤ、ヨモギ、ふき
パセリ、ごぼう、ピーマン
ケール、ウコン、ルッコラ
たんぽぽコーヒー
抹茶、ほうじ茶

赤色の食材
トマト、パプリカ
梅干し、赤ブドウ
スイカ、赤味噌
あんず、クコの実
なつめ、小豆
マグロ、サーモン
赤貝

オススメの運動
フラダンス、ベリーダンス
社交ダンス、バレーボール
バスケットボール

元気になる その他食材
羊肉、鳥のハツ
牡蠣、らっきょう
レンコン
黍（きび）

てきた消化物を受け取り、それを消化しながら必要なものと不必要なものを分別します。

食べ過ぎや消化に負担がかかりやすい食事が増えると、小腸がオーバーワークになり熱がこもるなどバランスを崩し、さらに心臓の循環にも負担となるので食べ過ぎや脂肪分の多いハイカロリーな食事には注意が必要です。

「苦味」と上手く付き合う

レッドちゃんは心臓が弱ってくると、焦げ臭い食べ物を好む傾向にあります。焦げ臭い食べ物とは焼き肉やステーキ、ハンバーグ、焼き鳥など火が通った焼いた食べ物です。そんなときは心臓と共鳴する味覚「苦」いものがおすすめです。苦味は疲れやストレスによって上に過剰にこもってしまった熱を発散させ、体内の余分な水分や老廃物を取り除く働きがあります。

どうしても焼いたものを食べたいときは熱の発散をしてくれるパセリやレタスなど苦味のある野菜を含む生野菜サラダや天然塩に含まれるマグネシウムを上手く活用して熱のバランスを保つ食べ方がおすすめです。ただし、負担をかける苦みとしてビールやコーヒー、たばこはもっての外です。

苦味も摂りすぎると、相克関係である「金」の働きを低下させ、肺に悪影響を及ぼし乾燥肌やアレルギーが出やすくなりますので、相克が起きない程度が目安となります。

◎ゴーヤ・ヨモギ・ふき・パセリ・ごぼう・ピーマン・ケール・ウコン・ルッコラ・タンポポコーヒー・抹茶・ほうじ茶

「赤」食材を摂り入れる

さらにレッドちゃんの心臓の働きを助けるのが血液の巡りをよくすると言われている五色「赤」の食材がおすすめです。

特に五季「夏」に摂れる赤色の野菜トマトは心臓の食薬になります。おすすめのたんぱく質はマグロやサーモン、心臓を補う肉類五畜「羊」のお肉です。さらに精神を鎮める作用のある牡蠣やらっきょう、レンコンもおすすめです。

◎トマト・パプリカ・梅干し・赤ブドウ・スイカ・赤味噌・あんず・クコの実・なつめ・小豆・マグロ・サーモン・赤貝・羊肉・鳥のハツ・牡蠣・らっきょう・レンコン

ランチタイムがキーワード

内臓にはそれぞれ活発に働く時間が割り当てられています。レッドちゃんの負担がかかりやすい臓器「心臓」は11時～13時、「小腸」は13時～15時に活性化すると言われています。11時～13時に適量のお昼ご飯を食べ15分ほどお昼寝が理想的です。

逆に、この時間に食べ過ぎたり忙しくてお昼ご飯を抜いたりすると、心臓に負担をかけてしまいますので注意が必要です。みんなと楽しくおしゃべりしながらランチをするのも早食いを防止し、過食を抑える養生となります。

性格を味方につける

レッドちゃんのダイエットの成功の秘訣は「楽しくやること」です。楽しいことが大好きで社交的なレッドちゃんはグループでワイワイ楽しく笑いながらできるような運動がおすすめです。過度な食事制限やコツコツひとりで続けることはあまり向いておらず、楽しく適度な刺激と飽きない工夫をしながら、楽しくダイエットをするのがレッドちゃんのダイエットの成功の秘訣です。

情熱的なダンスや運動がおすすめです。

◎わいわい楽しくやる運動　フラダンスなどのグループレッスン・バレーボールなどのチームでやる競技

5　イエローちゃんのぽかぽか美容法

イエローちゃんの健康トラブル

イエローちゃんは「脾臓」に負担がかかりやすい体質。そこから考えられる健康面の不調は脾臓と関係が深い感覚器官の「口」、不調時に分泌される体液は「涎」なので口内の乾燥や粘つき、口内炎、口角が割れる、口周りの吹き出物、などの症状がでます。

さらに脾臓と関係が深い器官は「肌肉」で筋肉や脂肪がつきにくく、たるみ、猫背、手足に力が入らない、食べても太らないなどの症状がでます。また不調のときに出やすい症状は「噦」しゃっくりです。

不調のときの体臭や口臭は「香」で、かんばしい臭いとなり、体表面は「唇」で唇の乾燥や上唇が腫れ上がったりします。

血液の流れをうまくまとめる作用にもトラブルが出やすく、鼻血、血便、血尿、不正出血、生理が1週間以上ダラダラと続くなど血液が外へ溢れ出すトラブルにも注意が必要です。

イエローちゃんの美容トラブル

イエローちゃんの美容トラブルとして、「脾臓」に負担がかかることにより、内臓やエネルギーを上に持ち上げる「昇清作用」が低下して、たるみが出やすいカラダになります。手足は細い傾向ですが、お腹周りや腰回りの脂肪にハリがなくなったり、お尻がたるんだシルエットになったりします。

同時に全身の皮膚のたるみにも注意が必要です。筋肉が付きにくく最終的に臓器を支えている骨盤底筋も緩みやすいため、内臓が下垂しやすく食後に胃がポッコリ出る胃下垂になったり、失禁や子宮脱などにも注意が必要となります。

基本的には栄養が吸収されにくいので、太りにくい体質ですが、ストレス状態が続くと食欲が自分ではコントロールできなくなり、甘いものやパン、麺などの炭水化物などの過食に走り、激太りしやすい体質となります。同時に拒食になるなど食欲にムラが出やすいので、体重の増減には注意が必要です。ダイエットする場合でも1か月に体重の増減は3キロまでにしましょう。

【図表17　イエローちゃんHealth＆Beauty】

Yellow soil type

Health
ドライマウス、口内炎
猫背、筋肉がつきにくい
鼻血、不正出血
生理中のトラブル

Beauty
ハリがなくたるむ
お腹、腰回りのだぶつき
肌の乾燥

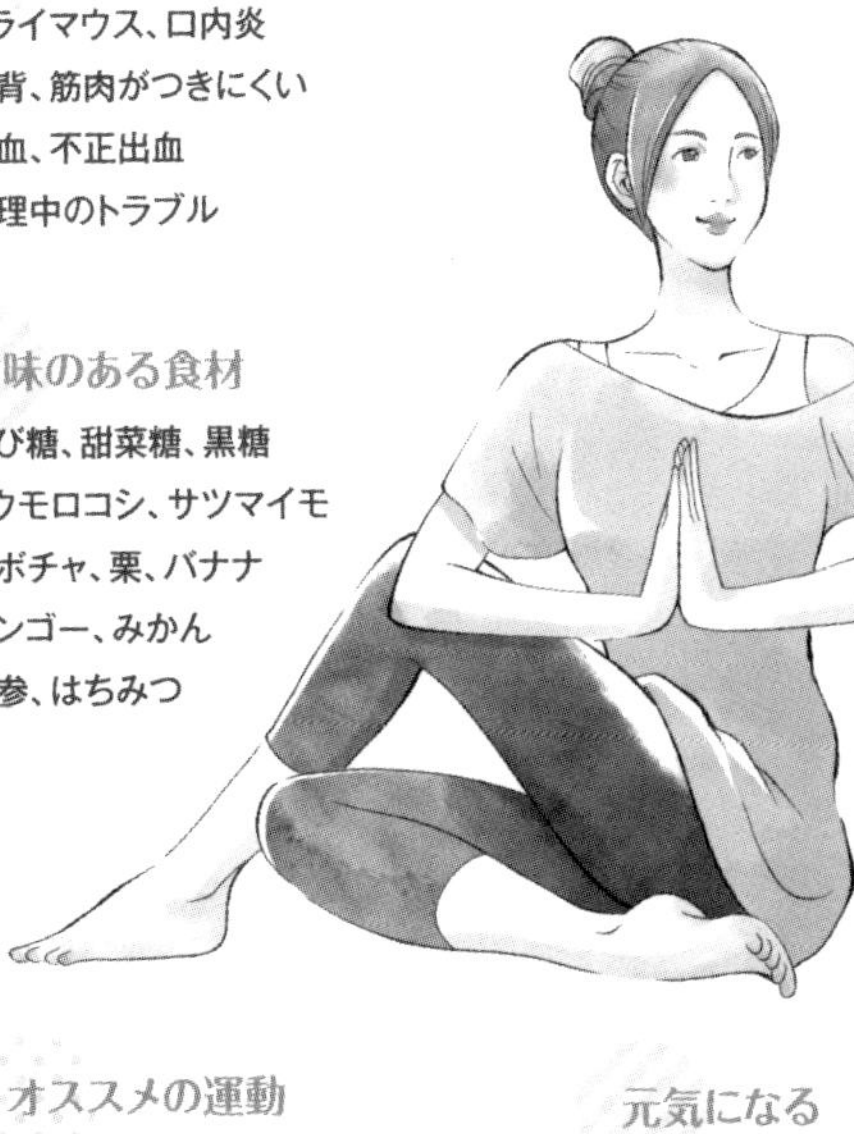

甘味のある食材
きび糖、甜菜糖、黒糖
トウモロコシ、サツマイモ
カボチャ、栗、バナナ
マンゴー、みかん
人参、はちみつ

黄色の食材
春キャベツ
菜の花
甘酒、干し芋
甘栗、粟（あわ）

オススメの運動
ヨガ、ホットヨガ
筋トレ、縄跳び
山登り

元気になるその他食材
カツオ、いんげん豆
大豆、きくらげ
干し椎茸
牛肉、落花生

イエローちゃんの養生法

イエローちゃんに必要な養生法は「脾臓」と「胃」の負担を減らすこと！　胃はご存じのとおり、口から入った食べ物の消化をしています。

消化にいいものを選ぶのはもちろん、冷たいものをなるべく避け、よく噛んで食べることで唾液に含まれる消化酵素が消化を助け胃の負担を減らします。さらに満腹中枢を刺激するので、食べ過ぎを防止してくれます。

一気にたくさんの量を食べるより、回数を何度かに分けて食べる方法も胃の負担を減らします。

「甘味」と上手く付き合う

イエローちゃんは「脾臓」が弱ってくると、甘い食べ物を好む傾向にあります。ケーキやアイス、チョコや菓子パンなど。糖質が高い食べ物をごはん代わりに食べるようなこともあります。「脾臓」と共鳴する味覚は「甘味」ですが、甘味の種類や食べ方に注意が必要です。お砂糖の種類を工夫し精製された白砂糖（上白糖、グラニュー糖）ではなくビタミン、ミネラルを多く含んだきび糖、甜菜糖、黒砂糖がおすすめです。

なるべくそれらを使ったお菓子を選んだり自分で手づくりするようにするとカラダに優しく甘味を楽しめます。そしてなにより、自然の甘味を味方につけることが養生法で、トウモロコシやサツマイモ、カボチャといった甘味のある野菜やバナナやマンゴーなどのフルーツもおすすめです。

そして、空腹時にいきなり甘いものを食べると、血糖値が急上昇しカラダに負担となるので、「ベジファースト」で食物繊維が多く含まれる野菜を食事の最初に食べる方法と「セカンドミール効果」と言って1日のうちに最初に摂った食事が2食目の血糖値に影響を与えると言われているので、朝食に血糖値をいきなり上げるような食事をしない工夫が必要です。

食物繊維が豊富な食材は、いんげん豆や大豆などの豆類、きくらげや干しシイタケ、舞茸などのキノコ類、ひじきやわかめなどの海藻類、切り干し大根やごぼう、里芋やこんにゃくなどの野菜や芋類を積極的に摂ると甘いもののダメージを緩和する効果があります。

カラダに優しいとされている甘味も摂りすぎると、相克関係である「水」の働きを低下させ、腎臓の働きに影響を及ぼしむくみや冷えなどの症状が考えられるので、相克が起きない程度が目安となります。

◎甘味のある食材・トウモロコシ・サツマイモ・カボチャ・栗・バナナ・マンゴー・みかん・人参・はちみつ

「黄色」食材を「土用」に摂り入れる

さらにイエローちゃんの脾臓の働きを助けるのが気の不足をよくすると言われている五色「黄色」の食材です。さらに五季「土用」に食べると効果的と言われています。土用は年に4回あり季節の変わり目18日間を指します。

春の土用におすすめなのが春キャベツ、菜の花、夏の土用におすすめなのがトウモロコシ、カボチャ、秋の土用におすすめなのが栗、サツマイモ、冬の土用におすすめなのが甘酒です。

10時のおやつがキーワード

内臓にはそれぞれに活発に働く時間が割り当てられています。イエローちゃんの負担がかかりやすい臓器「胃」は7時～9時、「脾臓」は9時から11時に活性化すると言われています。なるべく起きてすぐよりも7時から9時に朝食を食べる習慣は胃が活発に働いているので理想的です。火を通した温かい食事をよく噛んで食べるようにするのがさらに養生になります。

10時頃に「10時のおやつ」として甘味を欲する人は胃や脾臓が疲れている可能性が高いので、砂糖たっぷりのコーヒーやお菓子などではなく「黄色」で自然な「甘味」のある食材として干し芋や甘栗、ドライフルーツなどをおやつ代わりに食べると、負担が減り養生法となります。

おやつの質を変える工夫がイエローちゃんのキーワードとなります。

性格を味方につける

イエローちゃんの美ボディの秘訣は「自分のペースでやること」です。みんなでワイワイよりも自分の時間をしっかり持つことがイエローちゃんの心を落ち着けます。例えばヨガなど自分の世界観に浸れる運動がおすすめです。

人と一緒に習い事やジム通いなども気分的に負担になる場合もあるので、自分のペースで続けられる方法を見つけるのが養生法となります。

土と触れ合うのもよいので山登りなどもおすすめです

◎マイペースな運動　ヨガ・筋トレ・縄跳び・山登り

6　ホワイトちゃんのゆるゆる美容法

ホワイトちゃんの健康トラブル

ホワイトちゃんは「肺」に負担がかかりやすい体質。そこから考えられる健康面の不調は肺と関係が深い感覚器官の「鼻」、不調時に分泌される体液は「涕」鼻水なので、鼻づまり、鼻炎、蓄膿症、花粉症、匂いがわからなくなる、鼻翼が赤くなるなどの症状です。

さらに肺と関係が深い器官は「皮」で皮膚全般と内側の上皮細胞も含めますので乾燥肌、アトピー性皮膚炎、湿疹、かゆみ、にきび、口内炎、胃潰瘍、便秘、下痢、なども考えられます。不調時に出やすい症状は「咳」やくしゃみ、喘息にも注意が必要です。不調時の体臭や口臭は「腥」でなまぐさい匂いになり、体表面は「毛」で体毛が濃くなったり毛穴が詰まるなどします。

さらに肺は水を巡らせる働きもしているので、痰がからみやすい、喉の渇き、むくみや発汗の異常、軟便や下痢、尿の回数の減少など水分にまつわるトラブルも考えられます。

【図表18　ホワイトちゃんHealth＆Beauty】

White gold type

Health

鼻づまり、鼻炎、蓄膿症
アトピー性皮膚炎、湿疹
便秘、下痢
喘息

Beauty

背中の厚み、こわばり
二の腕のむくみ、皮膚の乾燥
ザラつき

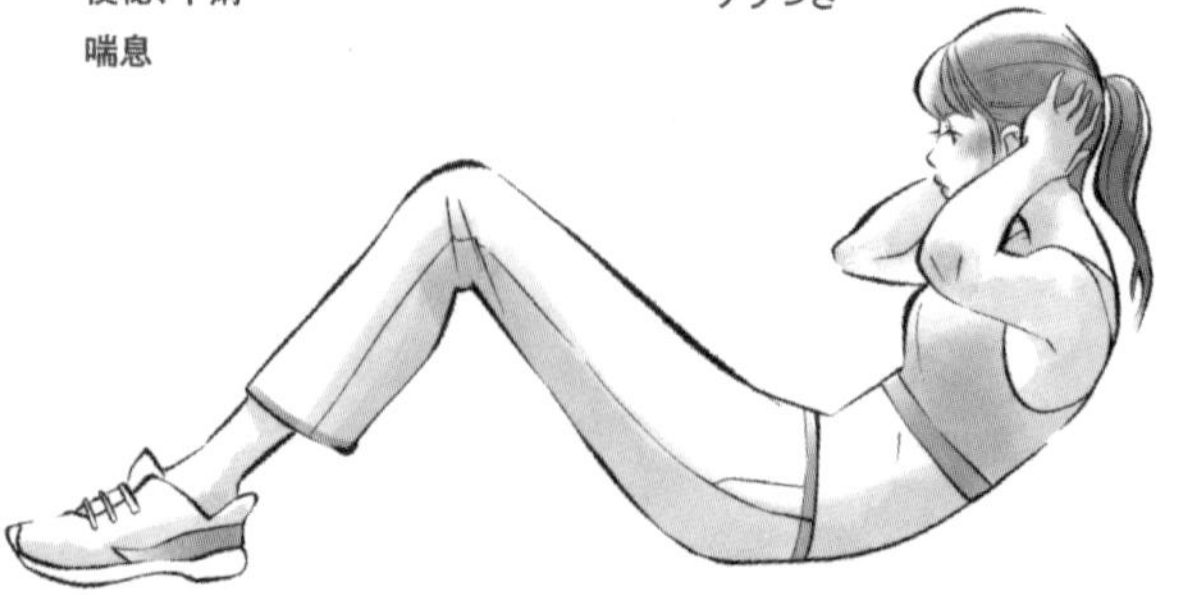

辛味のある食材

大根、玉ねぎ、白ネギ
生姜、わさび
みょうが、しそ

白色の食材

山芋、里芋、レンコン、納豆
豆腐、えのき、白きくらげ、白菜
アスパラガス、桃、梨、フグ
ヒラメ、カレイ、イカ

オススメの運動

腹筋、背筋
水泳、ピラティス、気功
ヨガ、ボルタリング
山登り

元気になるその他食材

馬肉、玄米、くず
寒天

ホワイトちゃんの美容トラブル

ホワイトちゃんの美容トラブルとして、「肺」に負担がかかることにより、水を全身に行き渡らせる働きが低下し、背中に厚みが出て二の腕がブヨブヨするなど上半身がむくみやすい体質となります。不調が肌に表れやすいのも特徴なので、全身の乾燥や蕁麻疹など皮膚トラブルにも注意が必要です。

さらに呼吸が浅くなりやすいので、気の巡りも滞り血液循環にも影響を与え、背中の強張りや肩こりも出やすくなります。

ホワイトちゃんの養生法

ホワイトちゃんに必要な養生法は「肺」と「大腸」の負担を減らすこと！　大腸は小腸から運ばれてきた不要な消化物から水分を吸収し、それ以外のものを排泄するという重要な働きを担っています。食べ過ぎると大腸がオーバーワークとなり、腸内腐敗を起こしやすくなり、リンパ管に汚れを溜めることとなります。

さらに腸には１００兆個、１０００種類以上の細菌が棲んでいると言われていますが、偏った食事や添加物を多く含む食事が多くなったり、ストレスや睡眠不足からも腸内の菌（腸内フローラ）のバランスが崩れたりしてしまいます。

腸のバランスを整えるには2種類の食物繊維をバランスよく取り入れることが大切です。

１種類目は「不溶性食物繊維」と言われ、腸のぜん動運動を活発にしてくれる食物繊維です。こちらを多く含む食材はいんげん豆や大豆などの豆類、ゴボウや大根などの根菜類、玄米やライ麦粉などの穀物類となります。ボソボソとするような歯ごたえがあり、水に溶けず水分を吸収して膨れることで便のカサを増したり腸壁を刺激してくれる食材です。

2種類目は「水溶性食物繊維」と言われ、善玉菌のエサになるとともに、腸内でネバネバしたゲル状に変化し、食べ物をゆっくり運びながらコレステロールや糖質などを吸着する働きがあります。さらにそれらを便と一緒に排泄してくれるという役割をします。

こちらを多く含む食材はこんぶやワカメなどの海藻類、リンゴやバナナなどのフルーツ、なめこやえのきなどのキノコ類となります。水っぽくヌルヌルした食材です。どちらか片方だけでなく、それらをバランスよく取り入れることが腸内環境の改善に繋がります。

「辛味」と上手く付き合う

ホワイトちゃんは肺が弱ってくると、辛い食べ物を好む傾向にあります。カレーや激辛ラーメン、辛子明太子やキムチなどスパイスが効いた食べ物です。何にでも唐辛子やラー油など辛い調味料をかけたくなるようなこともあります。

「肺」と共鳴する味覚は「辛味」ですが、食材の持つ優しい辛味がおすすめです。激辛なスパイスではなく大根や玉ねぎ、白ネギ、生姜を辛味を活かして大根おろしや玉ねぎのスライスサラダ、白ネギや生姜を刻んだり摩り下ろして薬味として使用する方法です。

優しい辛味は大腸や皮膚に負担をかけることなく、肺の働きを高めてくれる効果があります。辛味も摂りすぎると、相克関係である「木」の働きを低下させ、肝臓に悪影響を及ぼし筋肉が固くなったり涙が出すぎたりと相克が起きない程度が目安となります。

◎大根・玉ねぎ・白ネギ・生姜・わさび・みょうが・しそ

「白」食材を摂り入れる

さらにホワイトちゃんの肺の働きを乾燥から守り潤いをもたらすと言われている五色「白」の食材がおすすめです。

「白」食材といっても腸のバランスを崩しやすくさせると言われる牛乳などの乳製品・精製された砂糖や小麦はなるべく避けていただき、豆乳や甜菜糖、フスマや玄米に代替えするとよいでしょう。

特にネバネバ食材がおすすめで山芋、里芋、レンコン、納豆、えのきなど潤いのある食材や焼いたり揚げたりという調理法より煮る、蒸すといった水分をたっぷり含んだ食べ方も養生となります。おすすめのたんぱく質はフグやタイ、ヒラメやカレイといった白身魚や、肺を補う肉類五畜「馬」のお肉です。梨や桃も喉や肌を潤す果物として効果的です。

◎山芋・里芋・レンコン・納豆・豆腐・えのき・白きくらげ・白菜・アスパラガス・桃・梨・フグ・ヒラメ・カレイ・イカ・馬肉・玄米・くず・寒天

排便がキーワード

内臓にはそれぞれ活発に働く時間が割り当てられています。ホワイトちゃんの負担がかかりやすい臓器「肺」は3時~5時、「大腸」は5時~7時に活性化すると言われています。5時~7時に排便があるのが理想的と言われています。

朝なのでバタバタしてていたり家を出るギリギリまで寝ていたりなどで、排便の時間にゆとりがない生活スタイルだと大腸に負担をかけてしまいます。朝起きたら窓を開けて空気の入れ替えをし深呼吸することで、肺の働きが活性化します。さらに目覚めに白湯を飲むことで、老廃物を流しカラダを温めることで、排便をスムーズにさせる効果もあります。

性格を味方につける

ホワイトちゃんのダイエット成功の秘訣は「コツコツ計画的にやること」です。

真面目で自分に厳しいホワイトちゃんは一度決めると、その道筋どおりやりたくなる性分なので、綿密に計画を立てることです。さらに負けず嫌いな一面もあるので、周りに宣言することもおすすめです。

ジム通いや自宅でやる筋トレやストレッチも曜日や時間を決めて日常生活に上手く組み込んでいけば、コツコツ長続きさせることができます。鉱山と関係するスポーツもおすすめです。山登りやボルダリングもおすすめです。

◎呼吸器系を意識する運動がおすすめ　腹筋・背筋・水泳・ピラティス・気功・ヨガ・山登り・ボルダリング

7　ブラックちゃんのサラサラ美容法

ブラックちゃんの健康トラブル

ブラックちゃんは「腎臓」に負担がかかりやすい体質。そこから考えられる健康面の不調は腎臓と関係が深い感覚器官の「耳」で、耳鳴り、難聴、中耳炎、外耳炎、メニエールなどが考えられます。

不調時に分泌される体液は「唾」なので口内に唾が溜まりやすい、もしくは乾燥するなどの症状も出ます。さらに腎臓と関係が深い器官は「骨」で、腰が曲がったり、骨がもろくなり骨折や腰の痛み、骨粗しょう症や脊椎湾曲症、さらに歯ももろくなり、グラグラするなどの不調も出やすくなります。

不調時に出やすい症状は「慄」。おびえを抱きやすくなるので、なんでもないことにビクビクしたり臆病になりストレスに弱くなります。

不調時の体臭や口臭は「腐」で、腐敗したような匂いがし、体表面は「髪」で抜け毛や毛先のパサつき白髪が増えるなどします。

腎臓は「精」を蓄える働きをしているので、ホルモンバランスとも大きく関わってきます。生理不順や不妊症、子宮や卵巣の病気、重度の更年期障害なども腎臓の弱りから考えられる不調です。

ブラックちゃんの美容トラブル

ブラックちゃんの美容トラブルとして、「腎臓」に負担がかかることにより水分代謝がうまく行われず「むくみ」が出やすい体質となります。

水は下に溜まる性質があり、特に下半身がむくみやすく「下半身太り」となります。

ブラックちゃんは上半身は比較的細く、ウエストはくびれていますが、下半身が別人かのようにプヨプヨお水が溜まった状態です。

さらにお水は溜まると冷たくなるため、足腰の冷えや濁って汚水となるため、体が重くだるさも出てきます。

ブラックちゃんの養生法

ブラックちゃんに必要な養生法は「腎臓」と「膀胱」の負担を減らすこと！　腎臓はカラダに必要な水分を巡らせ不要な水分は膀胱から排泄させます。

水分補給が足りない、もしくは多すぎる、塩分の摂りすぎ、トイレを我慢する、足腰を冷やすなどは腎臓の働きが低下しますので、飲み物を常温のお水や温かいお茶にして、ライフスタイルに合わせてむくみや冷えが出ない飲む量を見つける、トイレに定期的に行く癖を付ける、足腰は温かい服装を心がける、ウォーキングをするなど下半身の筋肉をなるべく使う運動を習慣化させることが養生となります。

「鹹味」と上手く付き合う

ブラックちゃんは腎臓が弱ってくると、塩っ辛い食べ物を好む傾向にあります。チップスなどのスナック菓子やお煎餅、塩辛や明太子、フライドポテトや塩鮭など塩味が効いた食べ物です。もちろん自分で料理をする際も塩っ辛い味つけにする傾向があります。

「腎臓」と共鳴する味覚は「鹹味」ですが、種類や摂り方に注意が必要です。お砂糖と同じく、お塩の種類を白くサラサラな精製された塩ではなく、カリウム、マグネシウム、カルシウムなどのミネラルを多く含んだ天然塩にし、減塩ではなく天然塩で適塩にすることが必要です。むくみの元になっているのは加工塩がほとんど原因ですので、塩の種類にこだわることはとても大切です。

さらに海藻にはミネラルや食物繊維を多く含む食材が多いので、毎日積極的に摂り入れましょう。おすすめはワカメ、水溶性食物繊維のアルギン酸の働きにより体内に蓄積されたむくみの元となるナトリウムや有害物質を排泄する作用があるので環境ホルモン（電磁波・放射能・ダイオキシン）の影響を受けやすい腎臓の機能を高めてくれます。

また、「海の緑黄色野菜」と言われる海苔も手軽にビタミン、ミネラル補給ができるのでご飯のお供におすすめです。特に海の恵みをしっかりと取り入れた「無酸処理」の海苔が安心です。

鹹味も摂りすぎると、相克関係である「火」の働きを低下させ心臓に負担がかかり、循環器系のトラブルを招きますので相克が起きない程度がおすすめです。

◎天然塩・わかめ・昆布・海苔・ひじき

【図表19　ブラックちゃんHealth＆Beauty】

Black water
type

Health
耳鳴り、メニエール
腰痛、歯の不調
抜け毛、白髪
生理不順、更年期障害

Beauty
脚のむくみ
カラダのゆがみ
冷え性

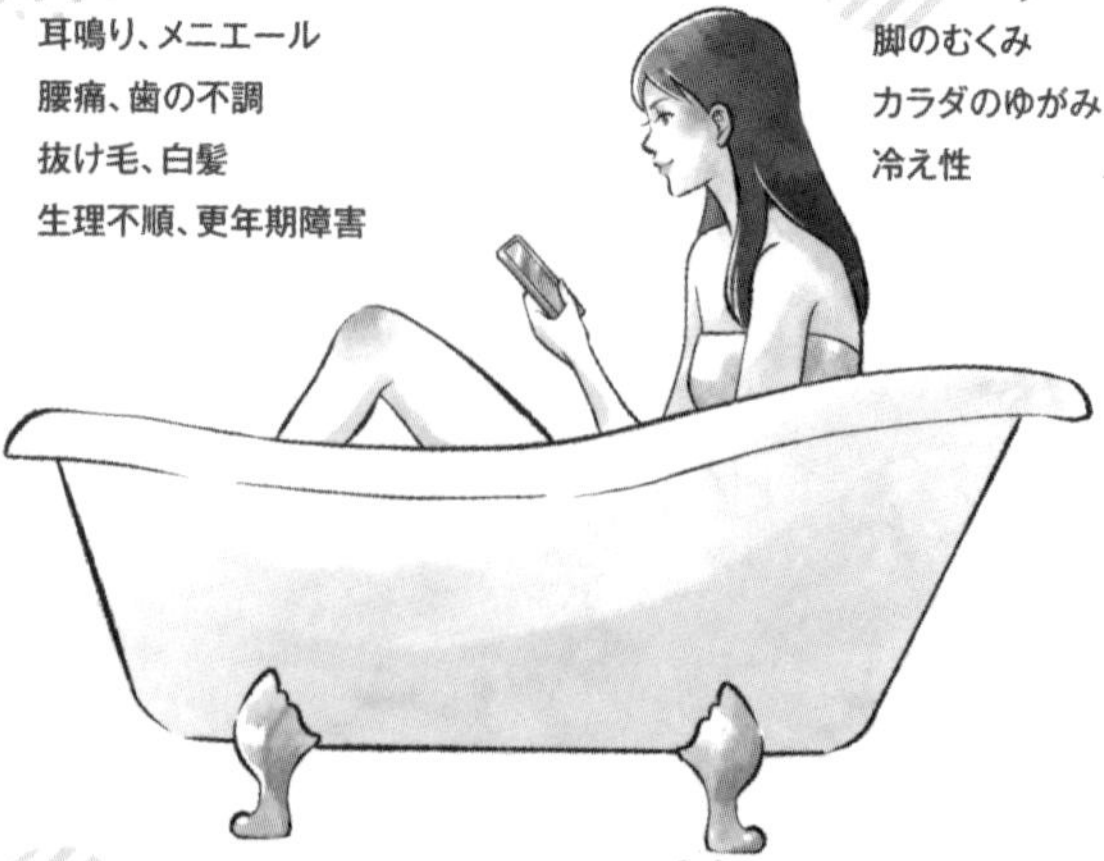

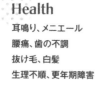

鹹味《カンミ》のある食材
天然塩、わかめ、昆布
海苔、ひじき

黒色の食材
もずく、めかぶ、味噌、醤油
黒豆、黒ゴマ、蕎麦、ごぼう
キクラゲ、しいたけ

オススメの運動
半身浴、ウォーキング
マラソン、水泳、岩盤浴
ホットヨガ

元気になる その他食材
豆腐、高野豆腐、納豆、湯葉
きなこ、ハマグリ、帆立、豚肉

「黒」食材を摂り入れる

さらにブラックちゃんの腎臓の働きを助けるのが質のよい精（ホルモン）を補うとされている五色「黒」の食材です。鹹味にも出ましたが、特に海藻類の黒はおすすめで、昆布、ワカメ、ひじき、もずく、めかぶ、海苔などです。

さらに大豆製品も精のバランスを整えると言われているので、豆腐や高野豆腐、納豆、味噌、醤油、湯葉、きなこ、黒豆なども食薬になります。

おすすめのたんぱく質は帆立やハマグリなどの貝類、腎臓を補う肉類五畜「豚」のお肉です。

◎海藻類・大豆食品・黒米・黒ゴマ・蕎麦・ゴボウ・きくらげ・しいたけ

ティータイムがキーワード

内臓にはそれぞれ活発に働く時間が割り当てられています。ブラックちゃんの負担がかかりやすい臓器「膀胱」は15時～17時、「腎臓」は17時～19時に活性化すると言われています。15時～17時にティータイムとして水分を摂るのがおすすめです。

逆に、この時間に水分が不足していたり冷たいものを摂りすぎたりすると負担になります。コーヒーや紅茶などのカフェインもこの時間までにするのがおすすめです。

また理想の夜ご飯の時間として、腎臓の働きが活発な17時～19時に食事ができるのがベストです。なるべくこの時間以降に水分が多い果物やスープ類などを食べると、翌日にむくみを引き起こす可能性がありますので、食べるならカリウムを多く含むキウイやバナナ、スープ類は海藻が入ったものにするとよいでしょう。

性格を味方につける

ブラックちゃんのダイエットの成功の秘訣は「今に集中すること」です。あれこれ不安になりやすく、なかなか行動に移せない状況に陥ってしまうと、取り組む前に疲れてしまいます。

そんなブラックちゃんは今目の前のことに集中して、あまりルールで自分を縛らず、気持ちを楽にして前向きに取り組むことがダイエット成功の秘訣です。

なるべく足腰を動かすことや水と相性がよいので、毎日のお風呂タイムをうまく活用することがポイントになります。

◎半身浴・ウォーキング・マラソン・水泳・岩盤浴・ホットヨガ

8 季節や環境の変化に合わせる美容法

季節や環境に合わせる養生法とは

各タイプごとに養生法を書いていきましたが、自分のタイプだけでなく季節や環境に合わせて養生法を摂り入れていただくこともおすすめです。

東洋医学の世界観では人間も自然や宇宙と1つの集合体であり、人間のカラダで起こることは自然や宇宙からの影響を受けていると考えられています。

春は自律神経が乱れやすい季節なので、グリーンちゃんのケア、夏は熱中症や夏バテなど血液循環にトラブルが出やすいので、レッドちゃんのケア、秋は乾燥や風邪を引きやすいので、呼吸器系のホワイトちゃんのケア、冬は冷えからくるトラブルに悩まされやすいので、水分代謝をアップさせるブラックちゃんのケアを摂り入れていただくと効果的です。

土用は2種類を味方に

土用とは季節の変わり目18日間。土用と言えば夏の土用が有名ですが、それ以外の季節の変わり目にも設定されていて、立春、立夏、立秋、立冬の前の18日間を土用と言います。土用の期間は土を司る「土公神」という神様が支配すると言われていて、上を動かす行事（家を建てる際の基礎工事など）や土いじりなどの農作業は見送られてきました。季節の変わり目で外にいる土仕事で体調を崩さないようにとの戒めとも言われています。

そんな体調に注意が必要な土用の季節は、いつも以上にゆっくりとカラダを休ませ養生することが次の季節を健康に過ごす秘訣でもあります。ケアとして、春の土用はグリーン＋イエローのケア、夏の土用はレッド＋イエローのケア、秋の土用はホワイト＋イエローのケア、冬はブラック＋イエローのケアがおすすめです。色、味、季節野菜を2タイプ摂り入れていただくことがおすすめです。

【図表20　5タイプ女子・美ボディ】

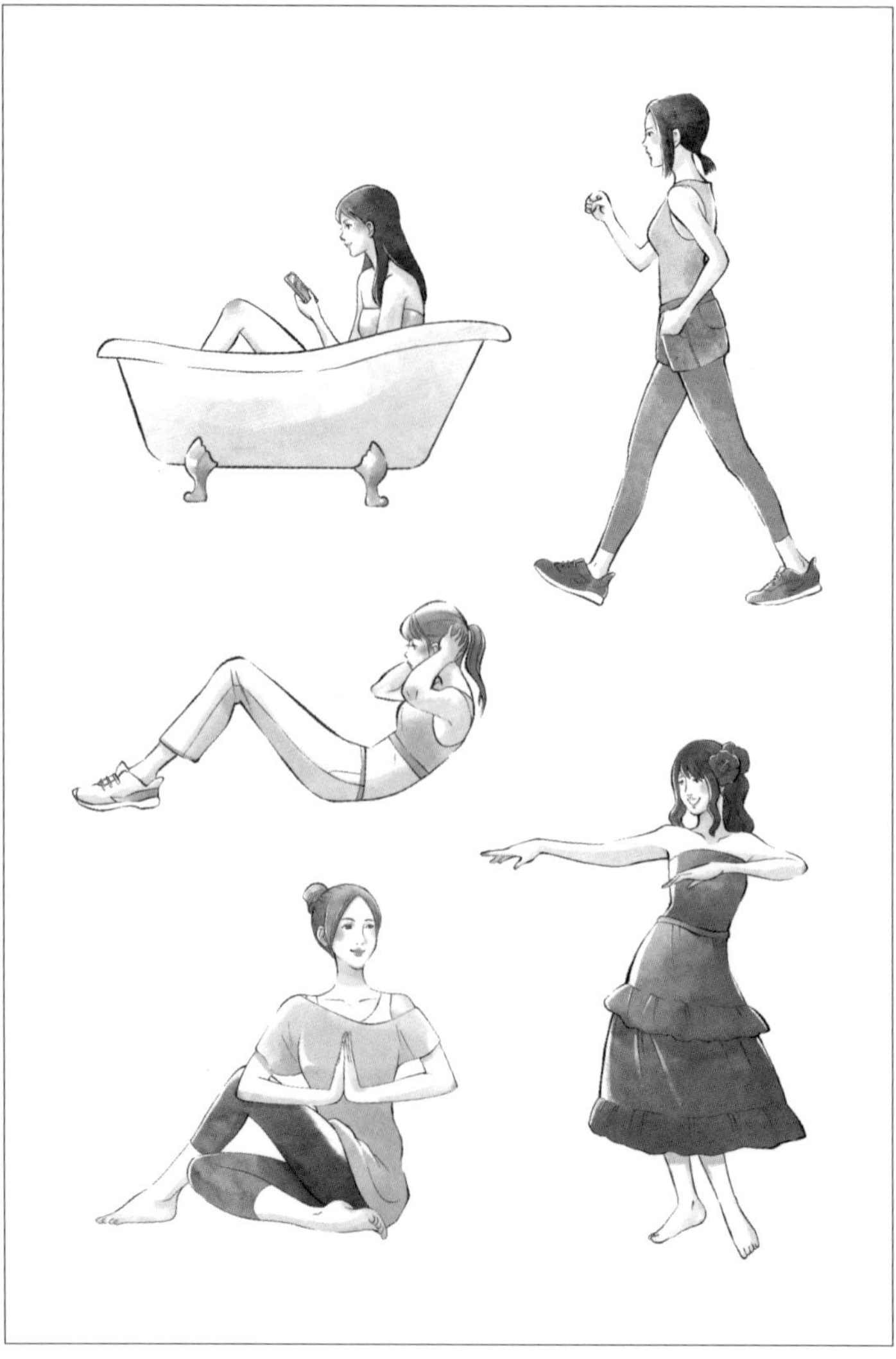

第4章

タイプ別臓活ケア★美肌プログラム

1　臓活美肌とは

美肌になる臓活ケア

私たち人間のカラダには、約37兆個の細胞があると言われています。その細胞はいつまでも元気に働く訳ではなく、年齢と共に働きが低下していきます。細胞の質がピークを迎えるのは19歳と言われていて、それ以降は生まれ変わりはしながらも細胞の質は低下していきます。

「若い頃は、寝不足でも肌荒れしなかったのに」「傷や吹き出物が治りにくくなった」「そんなに食べてないのに太るようになった」などあなたも感じたり聞いたりしたことはあるのではないでしょうか？　それは年齢と共に細胞の質が低下してきたから感じる現象なのです。

じゃあ、このまま諦めるしかないのか？　いいえ。細胞の質の低下を完全に食い止めることはできませんが、低下するペースをゆっくりにすることは可能です。

東洋医学では肌は内臓の健康状態を表す「鏡」と言われています。内臓に不調が生じていると肌に問題が表れます。もちろん紫外線や摩擦など外的要因も関係してきますが、外的要因だけを改善しても美肌にはなれません。

当たり前ですが、私たちのカラダは食べたものでつくられていますので、内臓の負担を減らし働きを高める食事をすることで美肌を手に入れることができます。

では、美肌になる臓活ケアをタイプ別にご紹介していきます。

2　グリーンちゃんのつるつる美肌術

グリーンちゃんのお肌トラブル

グリーンちゃんに考えられるお肌トラブルとして、肝臓に疲れが出ると「筋」に影響が出ることからエラが張ったりお顔の表情をつくるときに動く筋肉「表情筋」が硬く凝ったり縮んで歪みやたるみを引き起こします。

さらに肝臓の働きである血液のクリーニングが上手くいかないと、汚れた血液が滞りターンオーバーに必要な栄養が不足するため、吹き出物や肝斑、シミ、目周りのクマが出やすくなります。

五色である「青」がトラブルカラーとして現れるので、顔色が青白くなったり目の周りやこめかみに静脈の青い血管が浮かび上がります。トラブルが出やすい個所として、生え際やおでこ(上部)、左頬、こめかみ、目周りです。

グリーンちゃんの美肌養生法／添加物を減らしクリーンな女に

グリーンちゃんは肝臓の働きを高めることが美肌への近道。前章でも書かせていただきましたが、肝臓は化学処理を行っている臓器。グリーンちゃんは特に「食品添加物」を控えることが美肌へ条

【図表21　グリーンちゃんスキンケア】

Green tree type

Skin

エラが張る、シミ、ゆがみ、たるみ

クマ、吹き出物、肝斑

静脈が浮き出る

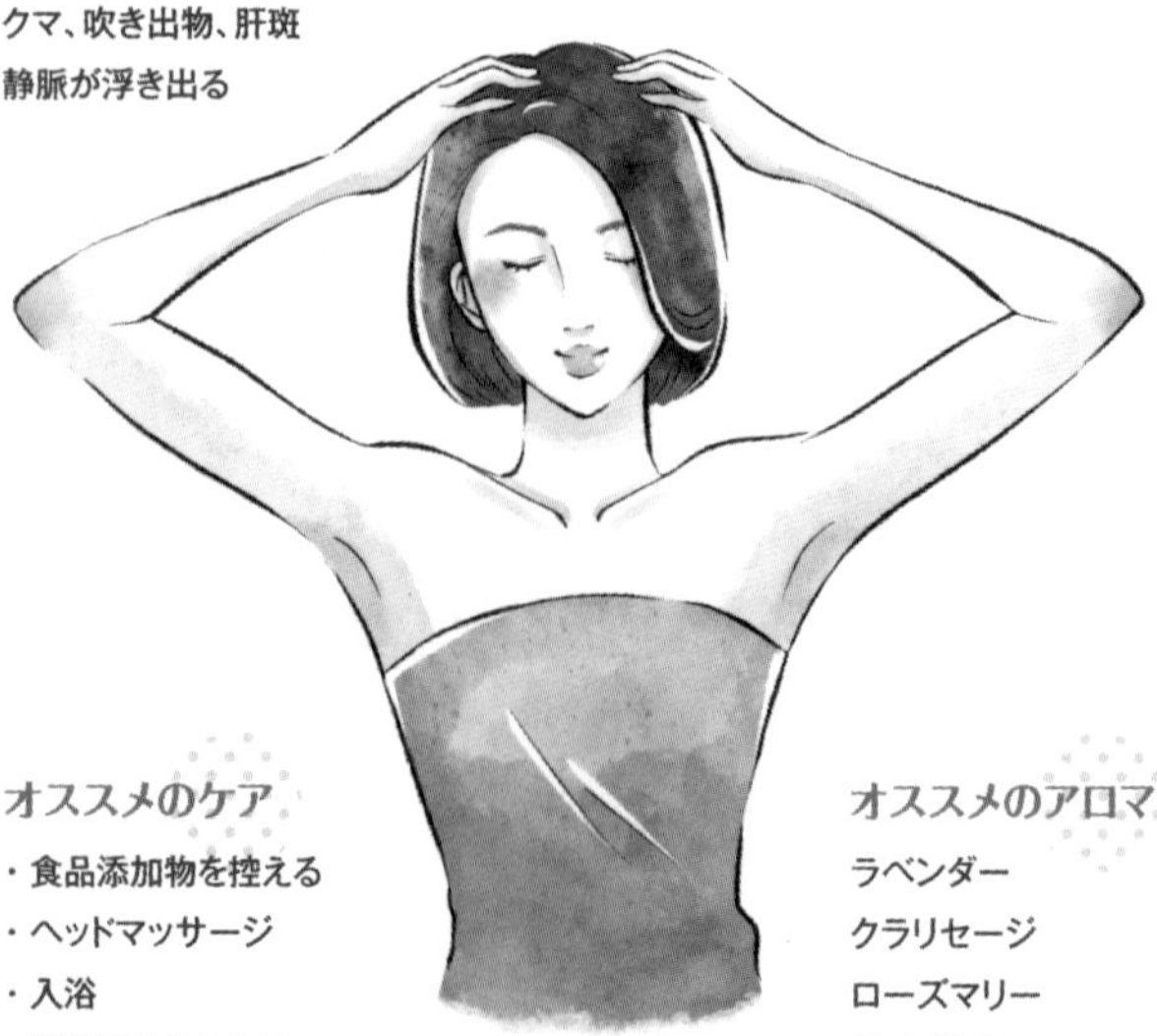

オススメのケア

・食品添加物を控える
・ヘッドマッサージ
・入浴
・目元をあたためる
・好きな香りのスキンケアアイテム
・血行促進作用のある
スキンケアで、ターンオーバーを促進
・油の質にこだわる

オススメのアロマ

ラベンダー
クラリセージ
ローズマリー
サイプレス
レモン

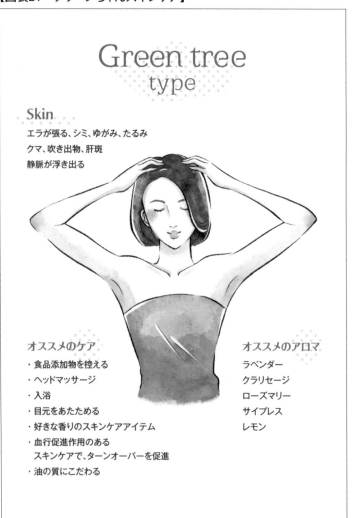

件です。

食品添加物とは日持ちをさせる保存料、食品の色を美味しそうに見せる着色料や発色剤、色や風味の劣化を防ぐ酸化防止剤、食品に香りをつける香料、カロリーダウンなどのヘルシーさを出しながら甘みをつける人工甘味料などのことです。

特に、日本は先進諸国の中でも食品添加物の認可数が極めて多いと言われています。もちろんすべての添加物が悪いというわけでもないですが、長年使用されてきた添加物も発がん性のリスクや病気を引き起こす原因と後に言われた物もありますので、種類や量には注意が必要です。

もちろんオーガニックや無添加の食品を選ぶことはベストですが、なかなか難しい場合はなるべく食材を選ぶときには裏の表示を見て、できるだけ食品添加物の数が少ない表示のものを選ぶ、加工食品を減らす、賞味期限が短いものを選ぶ、ソーセージ、ベーコンなどの加工肉は軽く湯通ししてから使うなどの工夫も効果的です。

さらに油の分解も肝臓は行っていますので、油の種類も不飽和脂肪酸を多く含むと言われている亜麻仁油、えごま油、なたね油、ベニバナ油がおすすめです。

リラックスケアがおすすめ

胆のう、肝臓が活性化すると言われている23時～3時はお肌にとってもシンデレラタイムと言われていて、良質な睡眠がお肌のターンオーバーを促進します。

常に頭がフル回転で交感神経が優位になりやすいグリーンちゃんは、良質な睡眠のためにもリラックスケアを取り入れることが大切です。ゆっくりお風呂に入ったりガチガチになった頭の筋肉をほぐしてあげるヘッドマッサージがおすすめです。

相性のよいアロマの香りはラベンダー、クラリセージ、ローズマリー、サイプレス、レモンこれらの香りを取り入れたり、間接照明やキャンドルなど目にやわらかい光となるように意図的にリラックスできる環境をつくったり、1日の終わりをリセットすることが大切です。

グリーンちゃんは「朝」に不調が出やすい傾向にあります。朝スッキリ起きれるようなら肝臓の不調がリセットされた目安となりますので、朝のコンディションを参考に1日の食事内容を考えてみてください。

3　レッドちゃんのスッキリ美肌術

レッドちゃんのお肌トラブル

レッドちゃんに考えられるお肌トラブルとして、心臓に疲れが出ると「血脈」血流の状態に影響が出ることから肌のツヤが悪くなったり血色の悪い顔になります。

さらに食べ過ぎる傾向にあり、小腸に負担がかかりやすいので、糖質や脂肪の分解が追い付かず二重あごになったり厚みがある肌や栄養過多で吹き出物ができやすくなったりします。

五色である「赤」がトラブルカラーとして現れるので、赤ら顔や毛細血管拡張やうっ血するなどの症状も考えられます。

トラブルが出やすい個所として眉間や眉の上、頬の高い位置などです。

レッドちゃんの美肌養生法／抗糖化でシャープな女に

レッドちゃんは心臓の働きを高めることが美肌への近道。小腸は胃から送られてきた消化物をさらに消化し、血液の素になる栄養素を脾臓に送る働きをしています。グルメで外食が多く糖質や脂肪分の多い食事を好むレッドちゃんは小腸の消化に負担がかかるだけでなく、造られた血液を循環させる心臓にも負担がかかります。特に甘いものやお米、パン、麺などの「糖質」には注意が必要です。

本来糖質は脳などのエネルギー源として必要な栄養素ですが、過剰に摂取すると体内で余り、血液中の糖がたんぱく質や脂質と絡みつきAGEと言う糖化最終生成物となってお肌を老化させます。お肌のハリを保つと言われているコラーゲンを破壊し、弾力を維持すると言われている繊維の間に悪玉架橋と言われる邪魔物が無秩序に形成され、ガチガチに固定されてしまいます。その結果、しなやかさが失われ弾力はないですが、変な硬さのある糖化肌となってしまいます。

糖化を防ぐ方法として、もちろん糖質の多い食品を避けることが大切ですが、我慢がストレスになってしまう場合は、工夫して糖化を防ぐ「抗糖化」ケアを取り入れていきましょう。

まず、血糖値の上昇を緩やかにすると言われている食物繊維を多く含む野菜や豆類、キノコ類を

【図表22　レッドちゃんスキンケア】

Red fire type

Skin

肌ツヤの低下
二重あご
厚みのある
ブルドックスキン
吹き出物、赤ら顔
毛細血管拡張

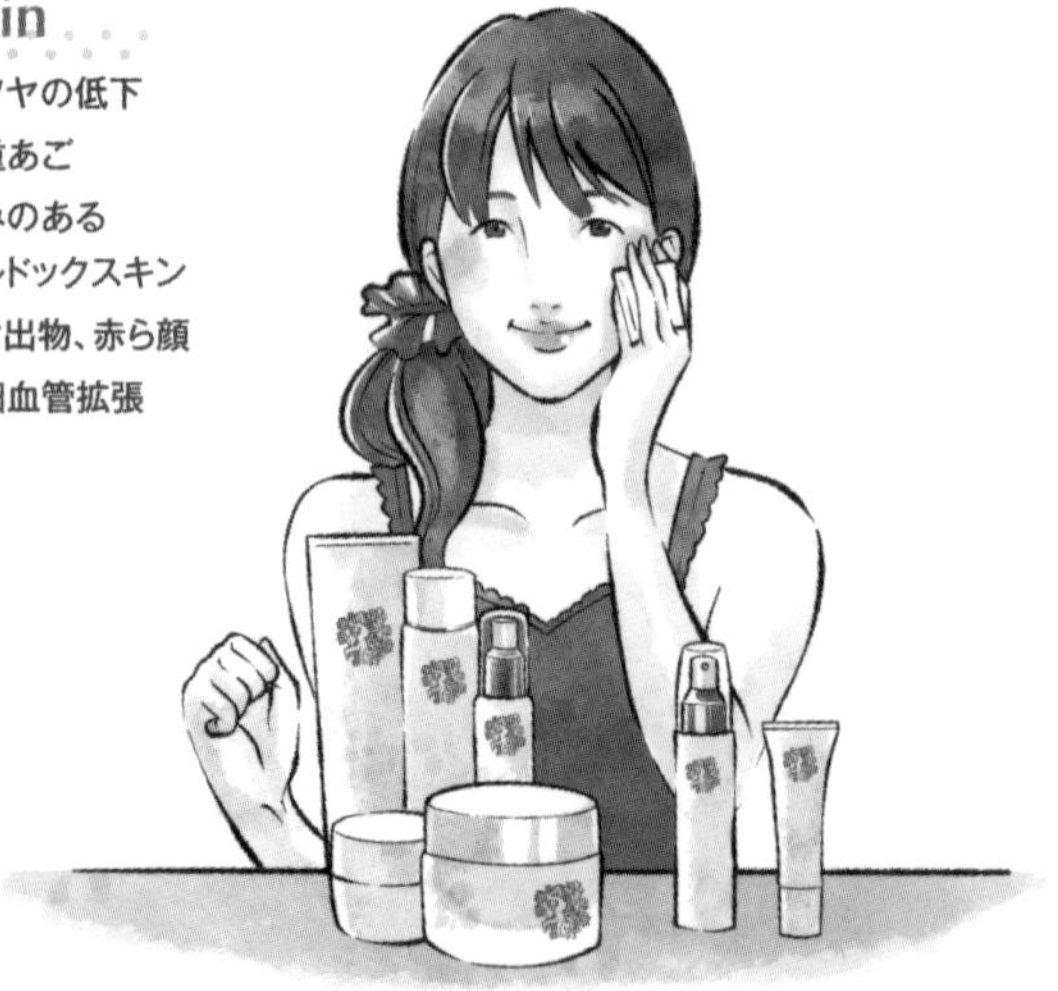

オススメのケア

・糖化を防ぐ
・肌への摩擦をへらす
・刺激のある温度や食べ物を控える
・ローションパックや洗顔パックなどスキンケアを楽しむ工夫
・下半身を温める
・ビタミンＢ配合のスキンケアで抗糖化

オススメのアロマ

ティーツリー
グレープフルーツ
ヒノキ、サンダルウッド
イランイラン、メリッサ

先に食べること、さらに糖の吸収を抑えてくれるお酢やレモン汁、オリーブオイルを活用することがおすすめです。

そして食後30分〜１時間後に10分ほどウォーキングやストレッチをすることも糖化を防止するには効果的です。

注意が必要なのは朝食を抜くこと。食事と食事の間が長いと空腹で血糖値が下がり、そこにランチタイムでパンやパスタなどの糖質がドンと入ると血糖値の急上昇を招くので、なるべく規則正しい時間によく噛んで食べ過ぎないことがおすすめです。

レッドちゃんの大好きな焦げ臭い食べ物、焼き肉やステーキ、揚げ物など高温で加熱した食べものには多量のAGEが含まれているので、これらを食べるときはなるべく甘いタレや炭水化物など糖質と合わせない工夫も必要です。

よい加減ケアがおすすめ

レッドちゃんは心臓の働きがバランスを崩すと、熱が上にこもりやすい体質。赤ら顔や毛細血管がうっ血しやすい状態となります。極力お肌の摩擦を避け優しくお肌に触る癖を付けましょう。もちろんクレンジングや洗顔をシャワーで直接洗い流すのはもっての外。ぬるま湯で丁寧に手にお湯をためてすすぎをしてください。32度くらいが皮脂が解ける温度なのでベストです。

さらにふき取りのタオルの摩擦も注意が必要です。ごしごしと吹かずにティッシュやキッチンペーパで優しくポンポンと水を吸わせるくらいがベストです。

カフェインや辛いものなど刺激のある食べ物や寒暖差の刺激、サウナにも注意が必要です。ボディの養生法にも書きましたが、熱を下半身に降ろすことも大切なので、下半身の運動やお風呂も熱めの温度は避け、38度～40度でゆっくり下半身を温めてください。

相性のよいアロマの香りティーツリー、グレープフルーツ、ヒノキ、サンダルウッド、イランイラン、メリッサ。これらの香りをバスタブに入れて、血液の循環をよくするのもおすすめです。そして何より、レッドちゃんは楽しくやることが大切。

新しい情報をキャッチする能力も高いので、流行りの美容法を次々試したくなりますが、あまりアイテムをコロコロ変えるのもお肌にとっては負担となります。入浴中に洗顔でパックをしたり、お化粧水でローションパックをしてみたりなど使い方を工夫して楽しむのも効果的です。

4 イエローちゃんのトーンアップ美肌術

イエローちゃんのお肌トラブル

イエローちゃんのお肌トラブルとして、脾臓に疲れが出ると「肌肉」に影響が出ることからお肌が乾燥したり、たるんだり、ほうれい線や頬の毛穴がコラーゲンの減少により開いてきます。

さらに口周りにもトラブルが増えるため、唇の荒れだけでなく口周りに吹き出物ができたり乾燥しやすくなったりします。

五色である「黄」がトラブルカラーとして現れるので、顔色が黄色に黄ぐすみしてきます。ツヤも出にくい肌質となり、疲れた印象になってしまいます。トラブルが出やすい個所として、鼻、口周り、ほうれい線、首です。

イエローちゃんの美肌養生法／脂肪と糖と上手く付き合って透明感ある女に

イエローちゃんは脾臓の働きを高めることが美肌への近道。甘いものが大好きなイエローちゃんもレッドちゃん同様「糖化」には注意が必要です。余った糖が肌の中（表皮）で老廃物を発生させ、それが黄ぐすみを招きます。

仕事や家事の合間に甘いのもをちょこちょこ食べる癖がつくと、血糖値が下がらない状態をつくり続けるので糖化を早めます。時間を決めておやつタイムにボディの養生法でも登場したカラダに優しい甘みをゆっくり食べるようにしてください。

さらに黄ぐすみの原因として、コラーゲンやエラスチンが酸化した脂質と結びつく「カルボニル化」という現象が考えられます。このカルボニル化がALEと呼ばれる物質を生成し、蓄積するとコラーゲンやエラスチンを黄色くさせると言われています。特に乾燥した肌や脂質の摂りすぎなどでカルボニル化が起きやすいと言われています。

イエローちゃんは比較的太りにくい体質ですが、お肌にとっては糖質と脂質の両方を含むクッ

【図表23　イエローちゃんスキンケア】

Yellow soil type

Skin

乾燥、たるみ
ほうれい線
毛穴の開き
吹き出物
黄ぐすみ

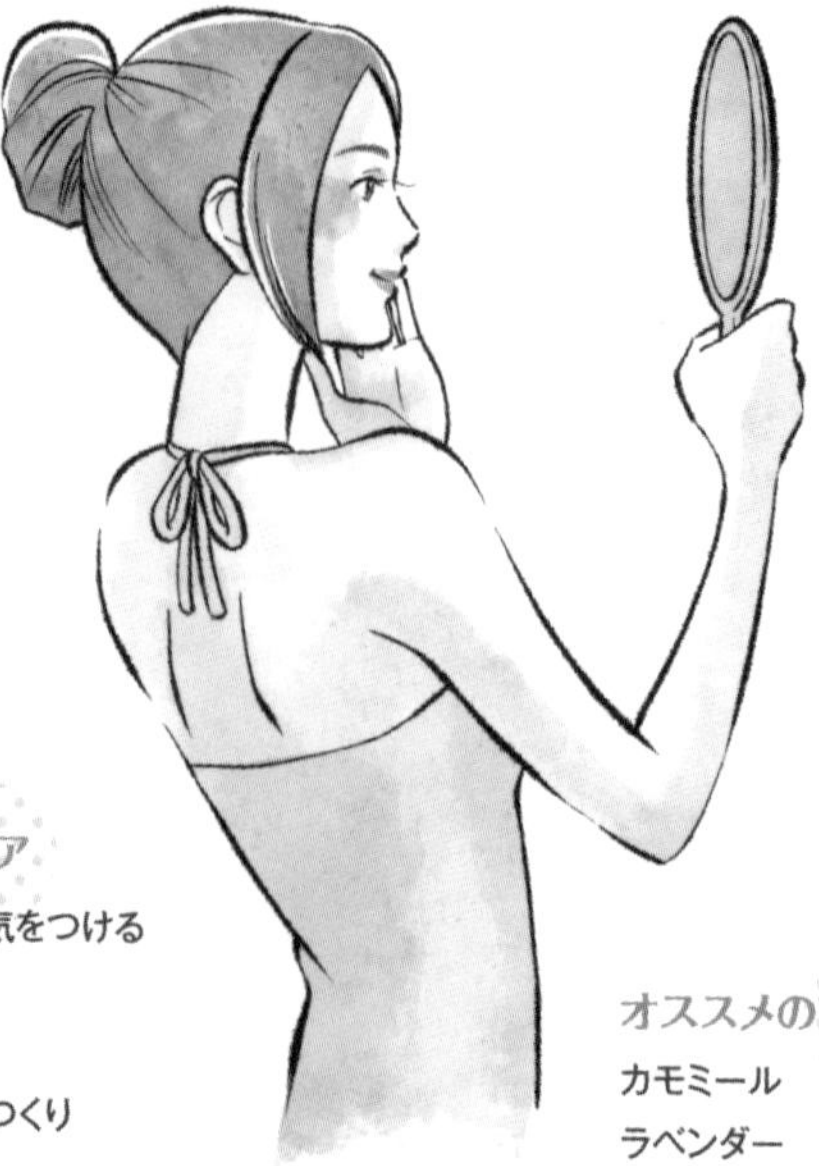

オススメのケア

・糖化と酸化に気をつける
・顔ヨガ
・にっこり笑う
・一人の時間をつくり
リラックス
・ハーブティーでインナーケア
・保水、保湿ケアは入念に
・真皮層の働きを高める
スキンケアでハリ、弾力UP

オススメのアロマ

カモミール
ラベンダー
ローズ
ゼラニウム
ユーカリ
レモン

キーやケーキ、ドーナツなど美肌を損ねる原因となります。どうしてもそれらを食べたいときはなるべく手づくりで牛乳を無調整豆乳に変え低脂肪にし、糖質も精製された砂糖や人工甘味料ではなく甜菜糖やオリゴ糖でつくるとよいでしょう。

鏡の前でにっこりケアがおすすめ

肌肉になりにくく持ち上げる力、昇清作用が低下しやすいイエローちゃんのたるみやほうれい線の予防と改善に効果的なのは、鏡の前でにっこり笑ってお肌の筋肉を鍛えてあげることです。お顔の表情をつくるときに使われている表情筋は、使われているのはほんの2〜3割と言われています。

特にデスクワークや作業に集中していると、お顔の表情をつくる機会が減り、筋肉をどんどん使わなくなってしまいます。筋肉は使われないと、どんどん退化していくと言われているので、意図的に運動させてあげることが必要です。お顔の筋肉は繊細で複雑なので、自己流のマッサージなどは筋肉を傷めて、たるみの原因になり兼ねないので、プロにお任せすることをおすすめします。

自分では鏡を見て、口角をキュッと上げて頬を持ち上げるように、にっこり笑ったり目を大きく開いたり閉じたりと目周りの筋肉を意識して動かします。このときおでこにシワが入る人は正しく目周りの筋肉が使われておらず、おでこの筋肉で目を開いたり閉じたりする癖がついているので、おでこを抑えておでこの筋肉を使わないようにして、目周りの筋肉を使うように開いたり閉じたりすると効果的です。

イエローちゃんは気の巡りが滞りやすく、それがお肌のコンディションにも如実に表れるので、普段からリラックスできる1人の時間を確保することが必要になります。

相性のよいアロマはカモミール、ラベンダー、ローズ、ゼラニウム、ユーカリ、レモン。これらを炊いたり、ハーブティとして1人の時間に取り入れたりするのもおすすめです。

5　ホワイトちゃんのうるうる美肌術

ホワイトちゃんのお肌トラブル

ホワイトちゃんに考えられるお肌トラブルとして、肺に疲れが出ると「皮フ」全般に影響が出ることから乾燥肌や目元の小じわやほうれい線などを引き起こします。さらに肺は免疫力と深く関わる臓器なので、お肌の免疫であるバリア機能が低下し、吹き出物やかゆみ、アレルギー、アトピー性皮膚炎や蕁麻疹、湿疹などの敏感肌と言われるトラブルを引き起こします。

また、五色である「白」がトラブルカラーとして現れるので、顔色が健康的ではない白さとなります。トラブルの出やすい個所として、鼻や眉間、ほうれい線まわり、右頬です。

ホワイトちゃんの美肌養生法／腸内細菌を味方につけて揺らがない女に

ホワイトちゃんは肺の働きと共に大腸の働きを高めることが美肌への近道。ボディケアでも大腸のケアとして、食物繊維について書かせていただきましたが、さらに安定した腸の強さをつくるには、腸内細菌のバランスを整える善玉菌がたっぷりの「発酵食品」を摂り入れることが大切です。発酵食品は納豆、漬物、梅干し、キムチ、甘酒、味噌、酢、醤油、みりん、塩こうじ、チーズ、ヨーグルトなどの発酵した食品に含まれています。

それぞれ菌の種類が違いますので、納豆だけを朝昼晩食べるというよりも朝は味噌汁と納豆、昼は塩こうじ漬けのお魚やお肉と漬物、夜は豚キムチ炒めや、醤油、みりんなどを使用した煮物というように、色んな種類を食べるほうが菌のバランスが整いますので腸内環境にはベストです。

ただしホワイトちゃんは乳製品との相性はあまりよくないので、腸内環境のためとはいえ、ヨーグルトや乳酸菌飲料、チーズはなるべく避けることをおすすめします。

便秘や肌荒れが長期に渡って改善されない場合は、ファスティング（断食）をしてみることもおすすめです。悪玉菌を減らし善玉菌が育ちやすい腸内環境をつくることに役立ちます。

何も食べずにやったり水だけでやるなどのやり方ではかえって体調を崩してしまいますので、専門家の指導のもと、必要な栄養素や水分を摂りながら行ってください。

肌の免疫力ケアがおすすめ

ホワイトちゃんはお肌の免疫力のケアとして、バリア機能の修復ケアを摂り入れていく必要があります。バリア機能の１つがｐＨ（ペーハー）バランス。ｐＨバランスとは水素イオン濃度指数の

【図表24　ホワイトちゃんスキンケア】

White gold type

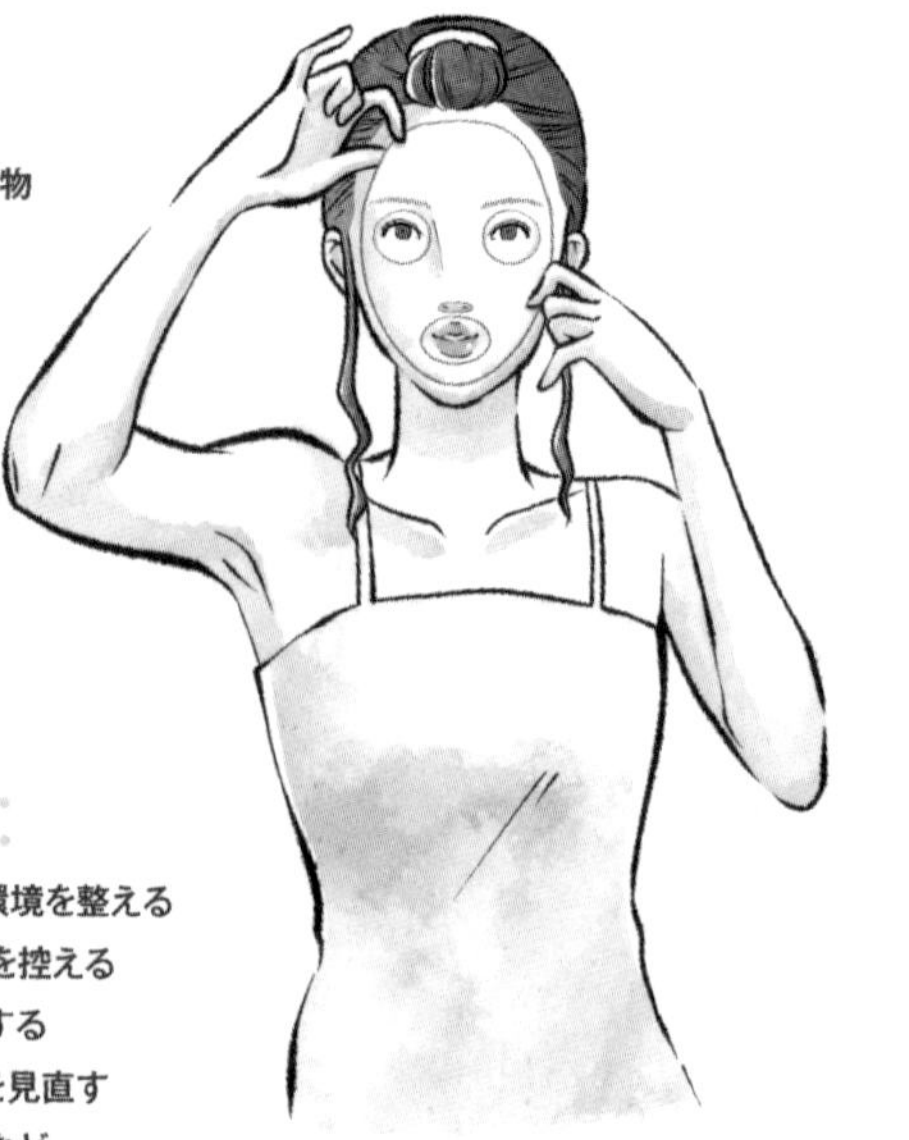

Skin

乾燥、小じわ
ほうれい線、吹き出物
かゆみ、アレルギー
アトピー性皮膚炎
蕁麻疹《じんましん》、湿疹

オススメのケア

・発酵食品で腸内環境を整える
・乳製品、グルテンを控える
・ファスティングをする
・洗顔料や使い方を見直す
・ローションパックなど
　保湿は入念にする
・バリア機能を守るため
　ビタミンE配合の美容液やphを整える
・スキンケアをとりいれる

オススメのアロマ

スイートオレンジ
マジョラム、フェンネル
ブラックペッパー
ペパーミント

ことで、０～14まで数字があり７が中性と呼ばれています。その中性よりも下が「酸性」と言われていて油の多い脂性肌や鼻の黒ずみ、炎症やニキビ肌となり、７より上は「アルカリ性」と言われ乾燥肌となります。

理想のｐＨは「弱酸性」と言われる４・５～６・０でこのｐＨにお肌が保たれているとお肌に害を与える菌が棲みにくくなると言われています。ｐＨバランスを整えるには睡眠不足や不規則な生活、紫外線やストレスなどの問題、そして肌の摩擦、洗顔のやり方の間違いなどから起きやすいと言われています。

特に洗顔はお肌の汚れを落としすぎるようなピーリング成分の含まれている洗顔料を使い続けてしまうと、アルカリ性に傾いて乾燥肌となりますので注意が必要です。

洗いすぎもお肌のｐＨのバランスを崩しますので、お肌の様子を見てクレンジング、洗顔は夜だけにして、朝は洗顔料を使わずぬるま湯ですすぐ程度がおすすめです。

ｐＨバランス以外にもお肌は自分で保湿成分をつくり出し、お肌を外的から守る機能が備わっています。その機能は３つの要素から成り立っていて、「天然保湿因子（ＮＭＦ）」「細胞間脂質」「皮脂膜」です。

天然保湿因子は肌表面の角質層の中で水分を含み、水分の保持とアミノ酸でお肌を潤し外敵からお肌を守ります。さらに細胞同士をしっかり繋ぎとめ隙間を埋めることで、天然保湿因子を安定させバリア機能を強くするのが細胞間脂質です。さらに肌表面を膜として覆っている皮脂膜がお肌を守ります。

ただ、お肌の生まれ変わりと言われるターンオーバーが乱れると、バリア機能のあるお肌の表面、角質層も整わず保湿成分が上手くつくることができなくなってしまいます。ターンオーバーを正常にしバリア機能も保つためには、内側の養生としっかり保湿をして健康なお肌を育てていく必要があります。特に大事なのがお化粧水をつけるときは、一度にたくさん手に取らず少量ずつを数回に分けて、丁寧につけたりローションパックをするなどして、保水ケアをしっかり行ってください。

さらにその水分を蒸発させないように、保湿力の高いクリームで仕上げることが大切です。相性のよいアロマの香りはスイートオレンジ、マジョラム、フェンネル、ブラックペッパー、ペパーミントです。

6 ブラックちゃんの美白美肌術

ブラックちゃんのお肌トラブル

ブラックちゃんに考えられるお肌トラブルとして、腎臓に疲れが出ると成長や生殖に関わってくる生命活動の働きが低下すると言われています。その1つの症状として、女性ホルモンのアンバランスが起き皮脂の分泌もバランスを崩し毛穴のつまりや吹き出物、または乾燥肌となります。さらに水分代謝も低下するので、顔や首がむくみやすく特に目元が腫れぼったい感じになります。

五色である「黒」がトラブルカラーとして現れるので、顔色が黒くくすんだり、シミ、肝斑、雀卵斑、クマ、色素沈着が起きやすいお肌となります。

トラブルが出やすい個所として、フェイスライン、あご先、おでこ中央、背中、デコルテです。

ブラックちゃんの美肌養生法／ホルモンと正しく付き合って錆びない女に

ブラックちゃんは腎臓の働きを高めることが美肌への近道。ブラックちゃんは内分泌と言われるホルモンバランス全般を司っているため、アンチエイジングが最も必要になってきます。

その証拠にブラックちゃんに配当されている様々な器官は老化すると、症状が現れるものばかりで「耳」は遠くなり、「骨」はもろくなったり湾曲し、「膀胱」は頻尿や尿漏れ、「髪」は抜けたり白髪になります。

特に腎臓は「環境ホルモン」と言って、人間の本来のホルモンの作用をかく乱する恐れのあるものの影響を受けやすいと言われています。代表的なものとして、ダイオキシンやビスフェノールAといって、カップ麺やレトルト食品などのプラスチック容器に含まれている成分です。

どうしても手軽にカップ麺やレトルト食品を食べたいときは、容器を移し替えてからお湯を注いだり温めると安心です。

さらに電磁波や放射線の影響も受けやすいため、スマホやパソコンの使う時間はなるべく最小限にしたり、食材の調理や温めはなるべく電子レンジを使わないようにすることもおすすめです。

【図表25　ブラックちゃんスキンケア】

Black water type

Skin

毛穴のつまり、吹き出物

乾燥、むくみ

目の下のたるみ

くすみ、シミ、肝斑

雀卵斑

クマ、色素沈着

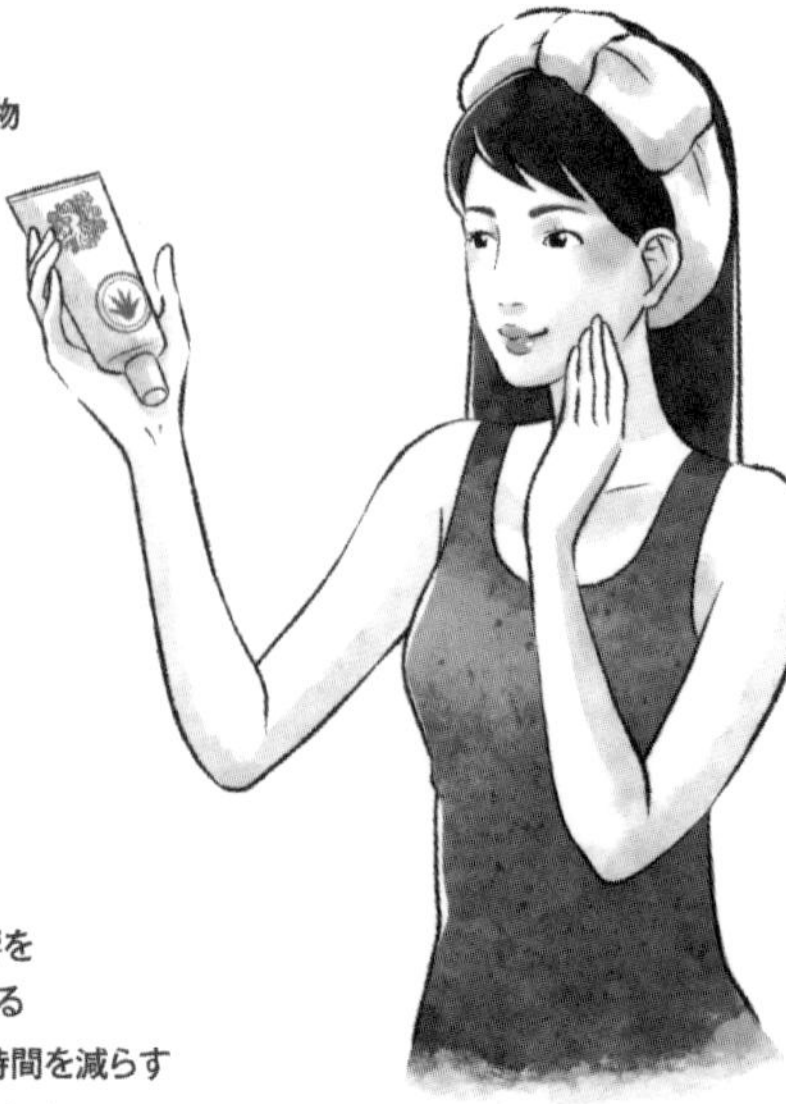

オススメのケア

・環境ホルモンの影響を受けにくい工夫をする

・スマホ、パソコンの時間を減らす

・抗酸化食品を取り入れる

・活性酸素の発生リスクを減らす

・腸内環境を整える

・紫外線対策は万全にする

・ビタミン A、C、E 配合のスキンケアで抗酸化ケア

オススメのアロマ

ジュニパー、ゼラニウム

サイプレス、タイム

クラリセージ、ラベンダー

カモミールジャーマン

抗酸化ケアがおすすめ

アンチエイジングに欠かせないのが「抗酸化」ケアです。カラダが「酸化」し錆びるというメカニズムとして、「活性酸素」の発生が大きく関係しています。

発生原因として、呼吸などの酸素を利用した代謝が行われる際に必ず発生すると言われています。ただ、すべてが老化を招く悪者ではなく、２％までなら体内に侵入した細菌から、私たちのカラダを守る役割をしてくれています。

活性酸素が過剰に発生する原因として、紫外線、大気汚染、ストレス、睡眠不足、食品添加物、喫煙、過度な運動などです。リンゴを切って置いておくと、茶色く変色し劣化していく現象と同じことがカラダにも起きています。お肌への影響として、真皮層にあるコラーゲンの働きを弱くして、たるみや毛穴のひらき、シワを引き起こしたり、表皮のメラノサイトを攻撃してシミをつくります。

酸化を防ぐには、酸化を防止する「抗酸化食品」を積極的に摂取することが大切です。抗酸化できる栄養とはビタミンＡ・Ｃ・Ｅです。活性酸素は４種類に変化していくと言われていて、その４種類を抗酸化するためには、それぞれのビタミンを単体で摂るよりもビタミンＡ・Ｃ・Ｅを３つまとめて摂ることがより効果的です。特に、活性酸素が過剰に発生すると言われている原因となる行動をする前と後に抗酸化食品を摂取していただくことがより一層大切です。

それぞれのビタミンが含まれる食品ですが、「ビタミンＡ」レバー、海苔、大葉、人参、ほうれん草、「ビタミンＣ」アセロラ、キウイ、グレープフルーツ、オレンジ、レモン、ケール、赤ピーマン、カリフラワー、モロヘイヤ、「ビタミンE」アボカド、落花生、枝豆、大根、抹茶、カボチャなどです。

中でも水溶性のビタミンであるビタミンCは、吸収が難しく体内に留まる時間も短いと言われています。「フィトケミカル」と言われる野菜や果物に含まれる機能性成分を含むものと一緒に摂ると効果的です。フィトケミカルが含まれる食材を色別にご紹介します。

◎緑「クロロフィル」ほうれん草、ピーマン、◎赤「アントシアニン」ブルーベリー、赤米、茄子、「リコピン」トマト、すいか、「カプサンチン」唐辛子、パプリカ、◎黄「βカロテン」にんじん、カボチャ、「ゼアキサンチン」とうもろこし、◎白「イソフラボン」大豆、ひよこ豆、「硫化アリル」玉ねぎ、にんにく、◎黒「クロロゲン酸」じゃがいも、ヤーコン、「βグルカン」きくらげ、なめこ、しめじ、となります。こちらの5つのフィトケミカルをまんべんなくビタミンCと一緒に摂ると最強の抗酸化となります。

さらにホワイトちゃんの養生法にも書きましたが、腸内環境を整えておくことで抗酸化物質として有名な「水素」を6リットルほど発生させることができます。ビタミンと合わせて、腸内環境を整えておくと抗酸化力が高まります。

特に紫外線を浴びる季節や不規則な生活が続いているときは、抗酸化に力を入れる必要があります。

相性のよいアロマの香りはジュニパー、ゼラニウム、サイプレス、タイム、クラリセージ、ラベンダー、カモミールジャーマンです。

第5章

タイプ別臓活ケア★メンタルプログラム

1　性格美人が臓活美人をつくる

ココロの持ち方

内臓が様々な健康トラブルや美容トラブルを引き起こすことについて書いてきましたが、先天的な要因や生活習慣、食生活などから、内臓は不調になるだけでなく、自身を取り巻く環境やストレスなど自分自身の「気」の問題からも不調を招きます。

冒頭でも東洋医学の「気」の概念に触れてきましたが、目には見えないものだとしても、失恋したりショックなことがあると、食欲がなくなったり、緊張や不安からトイレに行きたくなったりと感情が臓器に与える影響を感じたことは誰しもあるのではないでしょうか？　その逆も然り、嬉しいことや楽しいことがあると、よく眠れたり、便秘が改善したりと体調がよくなることがあります。

そのことからもわかるように、ココロとカラダは繋がっています。養生法の1つとして「ココロの持ち方」を知ることで、「気」が巡り様々な不調を改善する糸口になります。WHO（世界保健機関）でも健康の定義として「完全な肉体的、精神的及び社会的福祉の状態であり、単に疾病又は病弱の存在しないことではない」とされています。カラダの健康とココロの健康が健全に整ってこそ健康という状態なのです。臓活でもその両面を大切にしているココロの持ち方も、私なりにご提案させていただきます。ではタイプ別にご紹介していきます。

2　グリーンちゃんのにこにこ♡メンタル習慣

グリーンちゃんの養生法

グリーンちゃんは何事にも意欲的に取り組むリーダータイプ。人から指示を出されたり抑えつけられることを嫌い、できれば何事も自分で考えたい傾向にあります。頭の回転も速いので、理解力が高くテキパキと物事の道筋を立てて、効率的な方法を考えるのも得意です。忍耐力や逆境にも強くストイックで頑固な一面もあります。

そんなグリーンちゃんは、特に自分のペースを乱されると、イライラし相手を自分の思うとおりにコントロールしたくなってしまいます。もちろん仕事面ではその能力は必要なときもありますが、自分と他人は違うということを念頭に置いて、それぞれのペースを尊重することも大切です。

厳しいことを書いてきましたが、本来のグリーンちゃんは温和で寛大なココロの持ち主。感受性が豊かで人への思いやりや人情味に溢れています。本来の自分へとバランスを整えるためにも、イライラすることが増えてきたら、プライベートでは少しペースをダウンしてみるのもおすすめです。

休日を無計画に過ごしてみたり、緑が多い自然の中で何も考えずにボーっとしてみたり。

「まあいっか」と思考を緩め、服装や髪形もゆるゆるで過ごしてみてはいかがでしょうか。さらに涙を流すことで、ココロのデトックスに繋がり自律神経が整いやすくなりますので、感動モノの映画や本を見ることもおすすめの養生法です。

3　レッドちゃんのラブラブ♡メンタル習慣

レッドちゃんの養生法

レッドちゃんは明るくて細かいことは気にしないエネルギッシュなタイプ。好奇心旺盛で新しい情報を敏感にキャッチします。物事を深く考えることが苦手で、失敗を恐れず行動することで解決策を考える傾向にあります。人見知りをせず、社交的で華やかさがあるのでお友達も多いですが、広く浅くになりやすいので、時として人付き合いに疲れてしまうときがあります。

特にレッドちゃんは燃え盛る「火」のように情熱的な反面、燃やすものがなくなると途端に火力が収まり一気に精神的に不安定になります。

普段明るく元気な分、他人に気分の波を読み取られやすく、さらに不調が続くと感情をコントロールできなくなります。トゲのある言葉を言ってしまったり、ギブ＆テイクで見返りを相手に求めすぎたりしてしまいます。

しかし、本来のレッドちゃんは礼儀をわきまえ、愛情に溢れた太陽のような人です。みんなを明るく楽しい気分にさせる天才でサービス精神旺盛です。バランスを整えるためには、元気が出ないときは外に向いている矢印を自分に向けて、1人の時間をしっかり取ることとおすすめします。

みんなでワイワイよりも自分を喜ばせる時間が適度な充電となり気持ちが整います。また、レッドちゃんは食欲で自分を満たそうとしてしまいがちですが、カラダを動かすことが熱をつくり出し巡りがよくなりますので、不調なときは普段と違い、１人でウォーキングなど運動をするのもおすすめです。

4　イエローちゃんのポジティブ♡メンタル習慣

イエローちゃんの養生法

イエローちゃんは繊細さと知性を持ち合わせるクリエイタータイプ。とりあえずでは行動できずとことん調べたり考えたりして、納得してから行動する傾向にあります。人から聞く話より本を読むなど耳より目から入る情報を信用し、そこからさらに掘り下げて考えることを好みます。

知識欲が高くクリエイティブな面も強いので、芸術的な才能が開花することもあります。物事にあまり動じることなく、包容力にも富んでいるので、人から頼られることが多くなります。

そんなイエローちゃんは自分の時間が不足すると、他人に翻弄されたり、他人の何気ない一言に深く傷ついたりしてしまうことがあります。さらに不調が続くと、集中力がなくなり、悶々と考えこみますが、結論が出せないという状況に陥ります。

本来のイエローちゃんは他人の言動に左右されない芯の強さと信念があります。今まで積み重ねてきた土台を自信に変え、自分をもっと認めてあげることでバランスが整います。気持ちを整理するためにも、ノートに自分の気持ちを書いて理論的に悩みを解決していくことがおすすめです。

人に相談するより、とことん自分の世界観に浸り客観視しながら、自分の気持ちを丁寧に紐解いていくことで、不調の脱出の糸口が見えてきます。恥ずかしがり屋さんですが、自分の内に秘めたクリエイティブな一面をSNSなどを使って、外に発信することや作品づくりなど自分の世界観に没頭することも、イエローちゃんらしさを取り戻すコツになります。

5　ホワイトちゃんのゆるふわ♡メンタル習慣

ホワイトちゃんの養生法

ホワイトちゃんは真面目で堅実なタイプ。思い付きで行動せず、コツコツとマニュアルをつくったりルール決めをしたりしてから、それに沿って行動する傾向にあります。穏やかでおっとりしている部分と曲がったことが嫌いで、自分に厳しいストイックさを兼ね備えています。

現実主義者でもあるので、成果や適正な評価や対価を求めます。先頭にたって指揮をとるよりも、2番手3番手として、他人を支えるサポート力に富んでいて人が嫌がる面倒な仕事も率先して行います。

そんなホワイトちゃんは、自分への厳しさ故に我慢することが限度を超すと悲観的になりやすくなります。自分のことを誰もわかってくれないと、孤独を感じ否定的に物事を見るようになりクールな印象を与えます。

本来のホワイトちゃんは柔軟に人の意見を取り入れ、厳しい環境は自分を成長させる為のものとして前向きにチャレンジできる人です。自分の努力が人の役に立つことを喜びとして捉えられる努力家でもあります。

バランスを整えるためには、普段のルーティンをあえて崩してみることがおすすめです。すべて自分がやらなければと思っていることを、他人に頼ってみたり、できない自分を演じたりすることも大切です。すべて自分一人で何とかしようと抱え込まず、周りの力を信じて手放してみることで柔軟さを取り戻すことができます。

他人の意見に肯定的に耳を傾けるのも、かえって気持ちが楽になり自分の成長に繋げることができます。たまには自分ルールを緩めてあげる、ご褒美ディをつくってあげるのもおすすめです。

6　ブラックちゃんの安心♡メンタル習慣

ブラックちゃんの養生法

ブラックちゃんは心配症でマイペースなタイプ。先のことを考えて、石橋を叩いて渡るように慎重な行動をする傾向にあります。争い事をあまり好まず、相手の意見や立場を尊重して譲る姿勢の持ち主です。急に声を荒げたり怒ることは滅多になく、おっとりとマイペースで人の話を丁寧に聞くことができる聞き上手でもあります。

そんなブラックちゃんは自分の言いたいことを我慢したり、あれこれ考えすぎてまだ起きてもいないことに不安になる取り越し苦労が増える傾向にあります。さらに不調が続くと、自信をなくし責任逃れをするようにすべてを人のせいにし、受け身で他人の判断に自分の大切な選択も任せてしまうことがあります。

本来のブラックちゃんは素直で物事の要点を素早くキャッチし知的な判断や与えられた環境に適応する能力を持っています。几帳面さも持ち合わせていて、与えられた仕事はキッチリとこなすタイプです。バランスを整えるためには「大丈夫」「起きてから考えよう」と不安な気持ちを自分でコントロールすることが大切です。

もちろんリスクヘッジで先のことを考えることも大事ですが、よいことも悪いことも想像もつかないようなことが起きることも多々あります。先のことを考えても仕方ないなと気持ちを切り替え、今目の前のことを楽しむことに集中することです。そして、相談相手やパートナーはポジティブで前向きな人と付き合うことです。

影響を受けやすい性質を利用して、愚痴ばかり言うネガティブな人ではなく、不安を一喝してくれるような明るさや安心感がある人といることがおすすめです。もちろん環境も前向きで、目標に向けて頑張れるようなところに身を置くのも、本来の自分らしさが開花します。

第6章

人間関係と「臓活」の深い関わり

1　自分をよく知ることで見えること

自分を大切にする第一歩

ここまで陰陽五行をベースに基本体質やダイエット、美肌、メンタルについて書いてきました。私のサロンでももちろん診断結果をお客様にお伝えさせていただいています。最初は「占いみたいで面白いね」とご興味をお持ちいただき、徐々にお客様から「自分ともっと丁寧に向き合うようになりました」「自分のことが好きになりました」などと嬉しいお言葉と共にカラダの変化についても喜びのお声をいただけるようになってきました。

もちろん私自身、自分の体調を敏感に観察するようになり、不調が出ればその理由と対処法を考えられるようになりました。そして、メンタル面も自分のことを深く知ったおかげで、俯瞰して見るようになりアップダウンが激しかった感情とも随分上手く付き合えるようになってきました。

案外、自分のことをわかっているようでわかっていなかったことにも気が付き、みんなが自分と同じような価値観や感情を抱くわけではないということも認識できました。

人それぞれに価値観や考え方、何をストレスに感じるかも人様々です。そして相手の価値観や感情を大切にしてあげたいなと思ったら、まずは自分を大切にすることからだということも学びました。自分の感情や不調をそっちのけで相手に与えることを考えていても、きっといつか満たされていない自分の感情をぶつけてしまうときがきます。「こんなに私は我慢しているのに」と。

私は自分を大切にする第一歩は自分をよく知ることだと思います。自分をよく知り自分のココロとカラダの本当の望みを聞いてあげてください。案外、不調をスルーしてしまっていませんか？

あなたのことを守れるのはあなた自身しかいないのです。

2　他人のこともよく知ろう

自分が他人をどう変換するかの方法が変わってくる

自分のタイプ以外の他のタイプを読んでいて、「私の友達このタイプかも」と思い浮かんだ人がいるのではないでしょうか？　むしろそんな風に他の人のことを考えながら読み進めていったあなたは本当に優しい人です。

私はこの臓活ケアのセミナーや講座を開催しているのですが、皆さんまずは自分のタイプを知りたがります。そこから次に身の回りの方やお客様のタイプを理解したいと勉強されます。それを知ることによって、より一層相手の気持ちに寄り添えたり理解できたり、ときには妥協できたり（笑）するものです。

まさに、他人は変えられないけど、自分は変えられるという感覚で自分が他人をどう変換するかの変換方法が変わってくるものです。例えば、いつも自分の意見を否定ばかりしてくる上司がいるとしましょう。そんな上司のタイプがホワイトちゃんだとわかったとしたら、もしかしてリスクヘッジを考えたり、真面目だから真剣に考えてくれているのかもしれないな。

「その慎重さは私には欠けていたかも」と考えられるようになるかもしれません。相手は変わっていなくても、自分を変えるだけで、ハッピーな気持ちになることができるかもしれません。

3 よい悪いは存在しないという考え方

よい悪いをジャッジしない中庸の考え方

冒頭にも出てきた陰陽五行の思想の中での相克関係についてお話すると、「相克してくる相手とは合わないということですか」というご質問をいただきます。そもそも、陰陽五行の世界観において、よい悪い、要る要らないの概念はありません。

人間のカラダは「肝臓、心臓、脾臓、肺、腎臓」の5つがバランスを取りながら、私たちのカラダを運営してくれています。どれか1つ欠けても、アンバランスとなり歯車が狂います。人間関係も同じように、バランスを取ることが大切で自分によいことばかり言ってくれる人だけが自分にとって必要なわけではなく、自分がブレーキを踏み考えるきっかけをくれる存在は自分の人生をより豊かにする大切な存在だと思います。

もっとも私自身、陰陽五行を勉強する中で人との出会いをそのように考えるように大きく変わりました。「今の自分にとって必要だから出会っているのだな」「自分の考えと違う相手から学ぶことは自分が成長できる大きなキッカケだな」と思うようになりました。

そう思えるようになってからはストレスに感じることも減り、より円滑なコミニュケーションが築けるようになりました。よい悪いをジャッジしない中庸の考え方は、時として自分を成長させ気持ちを楽にさせてくれます。

4　職場で活かせる臓活コミニュケーション

補い合い円滑に仕事が回るようにバランスを考える

人間関係で悩んでいる方の多くは職場でのことをお話しされます。仕事という目的の元、集まるコミニュティーは色んな考え方や感情が集まっているので、ストレスを感じるのもむしろ当たり前といえばそうかもしれません。そんな中で少しでも日常に臓活ケアを取り入れ、あなたのココロが軽くなったら私は本当に嬉しいです。

私もスタッフや講座の生徒さんを養成するときに、「相手が何タイプなのか？」ということを考えながら、カリキュラムを考えたり教育のスピードや言葉を選びます。

例えば、グリーンタイプであれば、スピード感を出したり要点をまとめて結論を先に言います。ある程度、自主性があるので、そこを尊重して考える時間を与えグループで仕事をする場合はリーダーをお任せします。

レッドタイプであれば、楽しいなと思ってもらえるような仕掛けを考えたり行動に移したりすることでのインプットができるタイプなので、習ったことをすぐに行動に移してもらいます。グループで仕事をする場合は、その行動力を発揮できるように実践に移す方法を考えてもらいます。

イエロータイプの場合は、理論をしっかりと深堀して納得しているかを確認しながら進めていきます。比較的ペースはゆっくりとし、宿題でさらに深めてきてもらうように時間を与えます。グループで仕事をする場合は、アイデアを具現化していくところを慎重に精査してもらう役割をお願いします。

ホワイトタイプであれば、きちんと道筋やカリキュラムの段取りを考えて。その流れに沿って進めていきます。スキルアップになるような課題はどんどん出して、少し厳しく進めていきます。グループで仕事する場合は、リスクヘッジや金銭にまつわることを現実的に考えてもらいます。

ブラックタイプはゆっくりペースで質問を小まめに聞きながら進めていきます。不安にならないようにあまり先のことを指示せず、優先順位の高いことから集中して取り組んでもらいます。グループで仕事をする場合は、みんなの話を聞いて調整役のようなポジションを任せます。

このように、その人の得意を活かせるような方法を考えたり、グループであれば足りない部分を誰が補ったりすることで、円滑に仕事が回るかのバランスを考えるのに役立ててみてはいかがでしょうか？　ちなみに同じタイプだけが集まると、一向に話が前に進まなかったり、みんなで同じところに躓いたりする可能性があります（笑）。

第7章

今日からあなたは臓活美人！

1　たくさん知ることより1つ活かすこと

まずは食を楽しむことから

私の元に臓活ケアを習いにくる生徒さんやお客様の中には「食事療法は今までたくさん勉強してきたけれどなかなか実践ができない」というお悩みをよくいただきます。私も色々な食事療法を勉強してきましたが、続かなかったり反動で逆効果になってしまったり。そんな経験を踏まえて臓活ケアでの食事療法はまずは5色の色を1日の食事の中で意識して食べてみよう！　というところから始めます。

その際に大事なのが100点を取ろうとしないこと。食事は毎日のことなので完璧を目指すと苦しくなってしまいます。私は、あれはダメこれはダメという禁止方式よりも食を選ぶ楽しさをお伝えしたいと思っています。

食事は三大欲求の1つでもあり、ストレス発散だったり人とのコミニュケーションを取るためのツールとしても大切なものです。楽しくやることが何より大事ですね♡

最初の一歩が肝心

私たちは毎日、食についてたくさんの選択をしながら口にするものを選んでいます。私も知識がなかった頃は、カラダのためよりも食べるのに時間がかからない手軽さだったりカロリーの表示だけを見て選んでいました。

私が臓活ケアの実践の第一歩としてまずは5色を意識して食事に摂り入れてみようとチャレンジを始めました。そうすると自然と普段選ぶことのなかった海藻類や野菜を選ぶようになり食事の内容がガラッと変わりました。気が付けば目から入る色の効果や食に対する満足度がグッと上がることで間食が減ったりむくみが取れたりと無理なく食事療法を続けることができました。

ゲーム感覚で楽しみながら選ぶ事でストレスも感じることなく苦手だった料理も好きになってきたから驚きです。まずは難しく考えずに楽しく5色を食べることからスタートすることがおススメです。

2　人見知りが原動力

相手を理解することに集中

私は自分の体調不良をきっかけに陰陽五行の世界観を深く知りたいと思っていったのですが、実はそこには理由がもう1つあります。それは何を隠そう私の「人見知り」という性格です（正しくは最強の人見知りです）。

人見知りという自覚があまりないまま、美容の仕事がしたいと接客業を選んでみたものの、恐ろしく人と話すことに緊張する毎日です。美容の仕事は手に職と言われますが、技術だけではお客様から支持をいただけないことを多々痛感してきました。

そんなときに陰陽五行の世界観を知り、今まで以上に自分のことを詳しく知ることができ、さらに周りの人のことも詳しく知るきっかけとなったので、お客様のことも深く知るツールとして役に立つ知識なのではないかと思うようになりました。

接客が上手な方を見ていると、共通しているのが相手に興味を持っていることです。興味を持ち、相手を理解しようと的を得た質問をしていて、そこから会話が弾んでいます。上手く話せない私の場合は、自分の緊張と何か話さなくてはという焦りで、相手より自分の感情にフォーカスして空回りしていました。

そこから陰陽五行を知る中で、「このお客様はどのタイプなのだろう?」と興味が湧いてきて、漠然としていた質問から意図的にお客様をもっとよく知りたいという質問に変わりました。質問の質が変わったことで、よりお客様もご自身の深い部分までお話いただけるようになり、施術もよりお客様に合わせたことができるようになりました。

いつの間にか相手を理解するということに集中することで、自分が人見知りだということすら忘れていました。今や、人と話すことが大好きになり、いくらでも話せます(笑)。私と同じく人見知りの人やコミニュケーションを上手く取れずに悩んでいる方は臓活をコミニュケーションツールとして活かしてみるのもおすすめです。

3　臓活美人は自分を大切にできる人

自分軸で生きる

あなたは自分のことが好きですか？　近年、ＳＮＳの普及もあり、他人と自分を比べることや他人の評価を気にする人も増えたように思います。もちろん私も気にしないわけではありません。しかし、陰陽五行を勉強する中で、それぞれに得意なことがあり、「自分らしさを見つけることが人生を豊かにしてくれるのではないか？」と思うようになりました。

他人と比べたり、他人からの評価を気にすることに時間を奪われたりすることは自分の人生を生きていないのではないだろうか？　自分の人生の主役は、自分のハズなのにいつからか自分はエキストラになっていないだろうか？　そんな人生もったいない！　と思うようになりました。

自分というところにしっかり軸を戻して、自分の価値とは何だろう？　自分の幸せとは何だろう？　そんなことをしっかり考えてみるようになりました。

もちろんカラダやお肌だって、人と比べて落ち込んだりコンプレックスに思う部分ばかり目がいってしまいますが、あなたのために内臓は文句も言わず、休みなく働いていてくれて健康を保ってくれているだけでもありがたく愛おしい存在でもあります。

そんな働き者の内臓に感謝するとともに、内臓からのＳＯＳに気が付いてあげられる自分でいてください。そのためには自分軸で生きること。自分にめいっぱい集中して、自分をしっかり大事にしてあげてください。内臓はあなたの一番の理解者です（ありがとう♡）。

4　自分に活かせたら大切な人にもシェアしよう

血液は120日で入れ替わる

臓活ケアをしっかり実践してくださる方の多くは、家族やお友達の健康にも気を使われるようになります。最初は「子どもは野菜を食べないから」とか「家族は健康に興味がないから」とおっしゃいますが、臓活ケアはそんなに特殊な方法ではないですし、楽しく実践できるものだとわかれば、どんどん周りの人の健康も考えて楽しんでくださいます。

もしあなたが家族の食事をつくることを担当しているのであれば、尚更、臓活ケアを取り入れた工夫でみんなの健康を守ってあげてください。特にお子さんの健康はお母さんのご飯にかかっています。私も20代は随分乱れた食生活でしたが、子どもの頃にきちんとバランスの取れた食生活をしていたおかげで、何とか戻ることができました。

何事も基礎が大事です。それにカラダは絶えず新陳代謝をして生まれ変わっています。血液も120日で入れ替わると言われていますので、まずは4か月間続けることであなたの血液の質はグッと変わってきます。コツコツと自分も大切な周りの人も臓活美人にしていきたいです。

5　エステティシャンにできること

「哲学」×「美学」

私は、臓活をベースにしたエステをサロンワークでお客様に施術をさせていただき、この臓活というものをエステティシャンにお伝えする臓活美人エステ講座を開催しています。

エステティシャンとして、多くのお客様に携わらせていただくうちに、「エステティシャンとして自分にはもっとできることはないだろうか？」と思うようになっていきました。

サロンに来るきっかけが、ダイエットや肌トラブルの解消のお客様こそ多くのご不調をお持ちです。それをお伺いするたびに、まずは健康をしっかりと整えることが先決ではないかなと思うようになっていきました。

なかなか改善されない冷え、便秘、むくみ、肩こり、生理不順、にきび、肌荒れそういったものの不調はどこから来ているのだろうか？　本当の美をつくり上げるには、まずその根本にある内臓の不調を改善に導くお手伝いができるようになりたい。そして病院に行くまでもないけれど、原因もわからないまま、長年不調に悩まされている。案外そういったことは誰に相談してよいかわからずストレスになっていく。そんな不安なお気持ちも含めてエステティシャンとしてお客様の受け皿になれないだろうか？　一緒に改善の糸口を探していくお手伝いができないだろうか？　といった

【図表26　臓活ごはん】

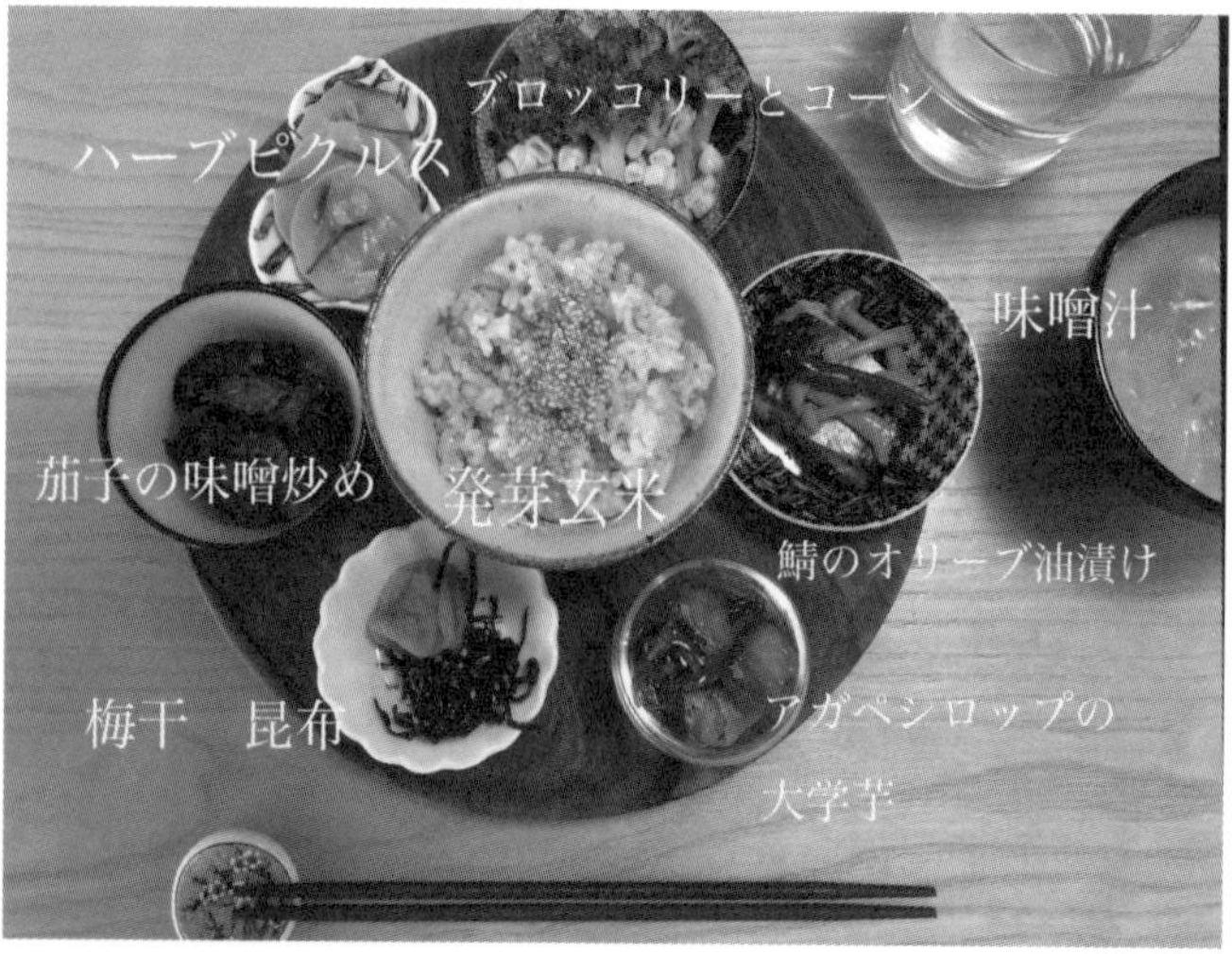
ブロッコリーとコーン
ハーブピクルス
味噌汁
茄子の味噌炒め
発芽玄米
鯖のオリーブ油漬け
梅干　昆布
アガベシロップの
大学芋

【図表27　臓活おやつ】

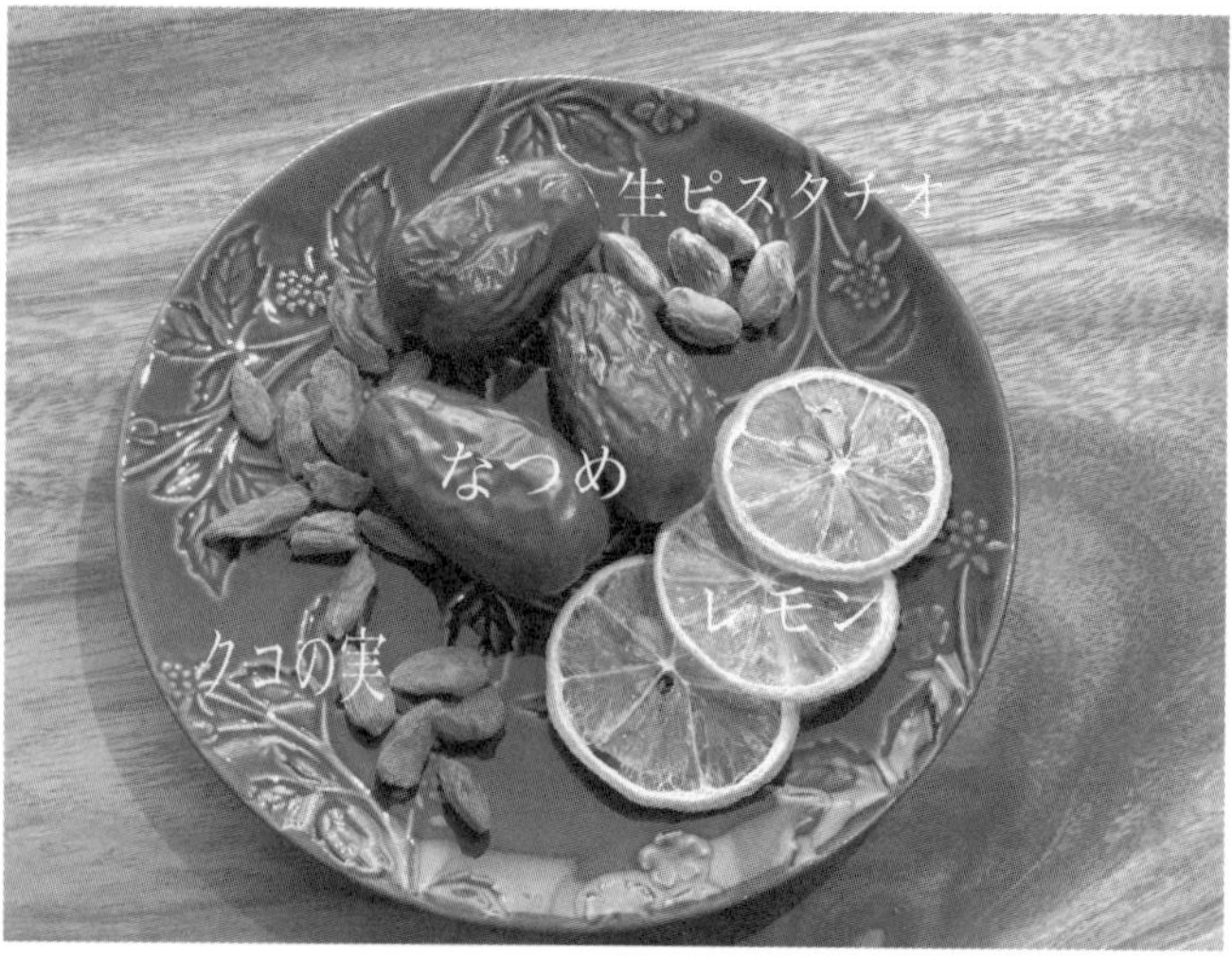
生ピスタチオ
なつめ
レモン
クコの実

【図表28　臓活ごはん】

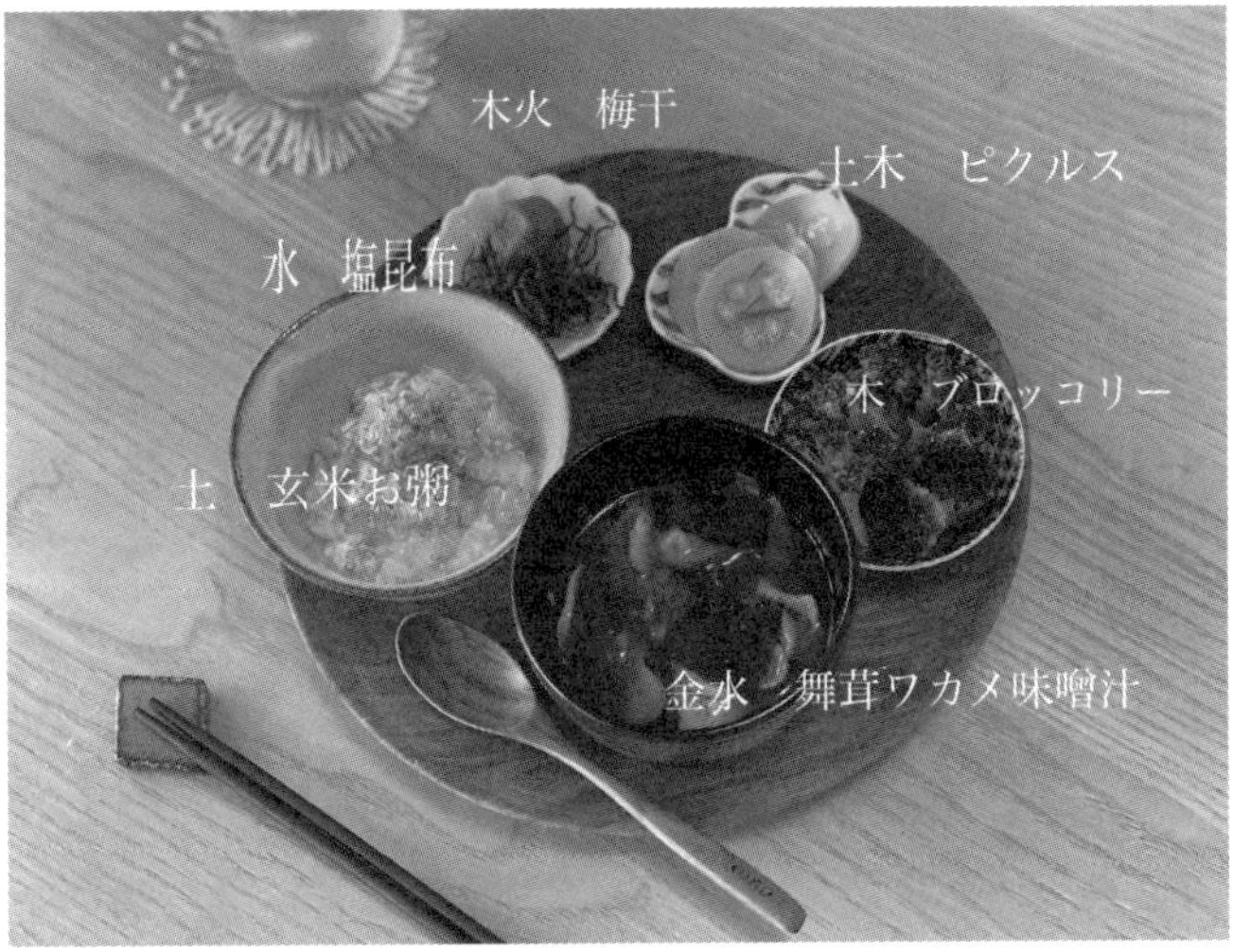

【図表29　臓活サラダ】

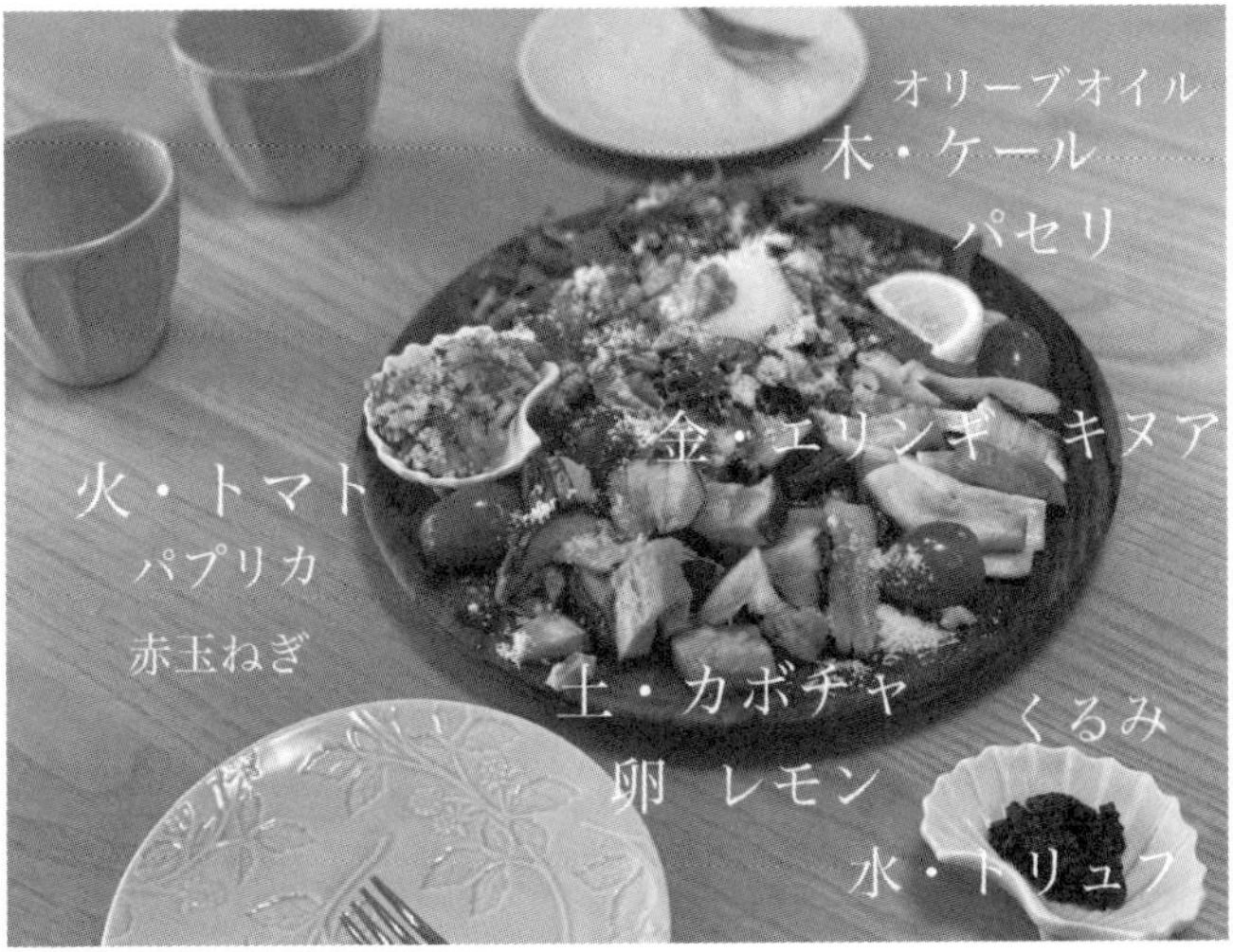

思いがどんどん強くなっていきました。

私の元には、私と同じくそのような使命感を感じているエステティシャンの方が講座に学びに来てくださっています。お客様に携われば携わるほど、使命感や自分の無力さを痛感することが増えていきます。そんな気持ちをそのままにせず自分にできることはないだろうかと全国各地から志の高いエステティシャンの方が学びに来てくださっています。私は、職活をきっかけに素敵な仲間を全国に持つことができ本当に幸せです。自分の学んだ知識で人の役に立てること、目の前のお客様だけでなく学んでくださったエステティシャンの先のお客様にもこの思いが届いていると思うと大変嬉しく思います。私は、東洋医学の世界観は「哲学」だと思っていて、そこに私たちエステティシャンの「美学」を掛け合わせた思いがお客様に提供できる最高のエステティックだと思っています。

自分では気づけないカラダやココロの声を、エステティシャンの手とココロで感じ取ること。私自身の経験も踏まえ、忙しい毎日だからこそ、ふと立ち止まって自分自身を見つめ直す、自分のためだけの時間をお客様に提供していきたいと思っています。もちろん本書に書かせていただいた養生法をお客様に少しでも実践していただけるように、これからも思いも伝えていきたいと思います。

開業当初からの私のスローガンである「美を通じて皆様にHAPPYを♪」。美しくなりたい先に何があるのか。エステティシャンの仕事はお客様に美を提供するだけでなく、美しくなるその先にあるお客様の幸せのお手伝いができる最高の仕事だと私は誇りを持っています。日本中のエステティシャンの手とココロで1人でも多く幸せな女性が増えることを祈っています。

おわりに

今回、本書の執筆のご依頼をいただいた際に、私に何が伝えられるのかなと正直不安に思う部分もありました。多くの名誉ある専門家の方々が素晴らしい東洋医学の本を出されている中で、「1エステティシャンの私が伝えられる東洋医学とは何だろう」と自問自答を繰り返していました。

ただ世の中がコロナという未知のウイルスに脅かされ生活様式が変化する毎日の中で、今こそ「免疫力」や「ストレス」といった東洋医学の出番ではないかなと思うことが日に日に増えていきました。今まで以上にカラダの健康そしてココロの健康が見直されるタイミングが来たのではないかと思います。

それと同時にお客様のお身体のケアやメンタルを委ねていただけている私たちエステティシャンが今後できることはなんだろう？　と改めて考えるきっかけにもなりました。「1人でも多くの方に東洋医学の素晴らしい世界観を知ってもらいたい！　もしかしたら東洋医学に救われてきた私だからこそ伝えられる想いがあるのではないかな」と本書を書き進めるうちにそんな熱い気持ちが何度もこみあげてきました。

東洋医学の観点からご本人も気が付いていないであろうカラダの声、ココロの声を感じ取ってあげられたら。そして東洋医学をもっともっと身近に感じていただき、日常に取り入れていただけたら。それをお伝えしていくことが今後私たちエステティシャンに求められる使命でもあるのではないかと思うようになりました。そんな熱い思いで本書をなんとか書き終えることができ、今はもうヘトヘトです（全て出し切りました笑）。

本書をきっかけに1つでも何か大切な自分のために養生できる臓活ケアをお試しいただけると幸いです。そしてなにか不調があるたびに本書を思い出して読み返していただけたら嬉しいです。もちろん女性はいくつになってもキレイでいたいもの。そのキレイのためにも本質的な部分からの臓活ケアでもっともっとあなたらしく輝いていってください。もちろん私も負けじと頑張りますよ（笑）。

最後に本書に関わってくださった、すべてのスタッフのみなさま、そして私をいつも応援してくださるお客様、陰ながら励まし続けてくれた生徒様、そして執筆への背中を押してくれた家族やひかる店長、みなさまに心から感謝を申し上げます。

2020年8月

白崎順子

【図表30　陰陽五行臓活美人スクール】

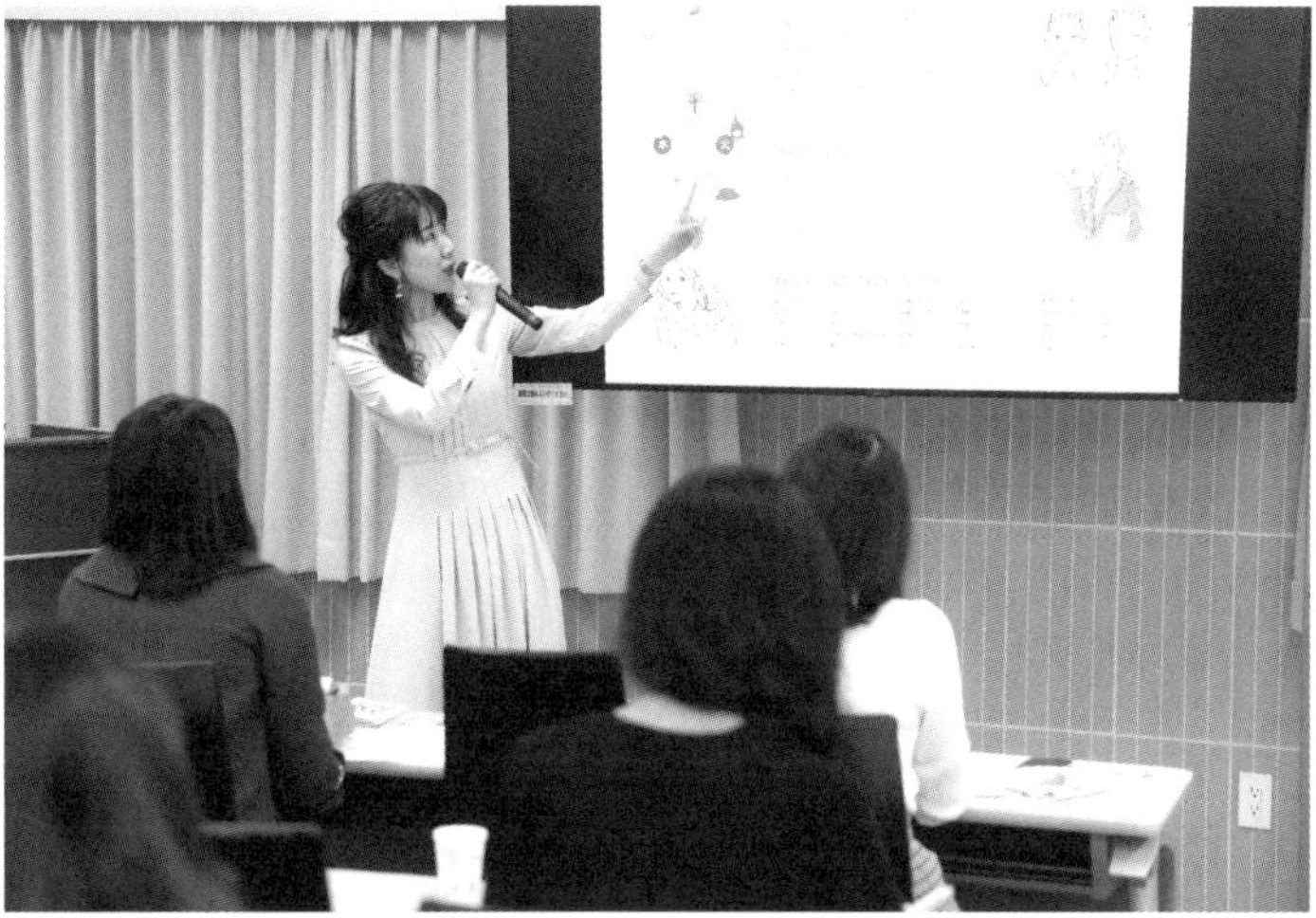

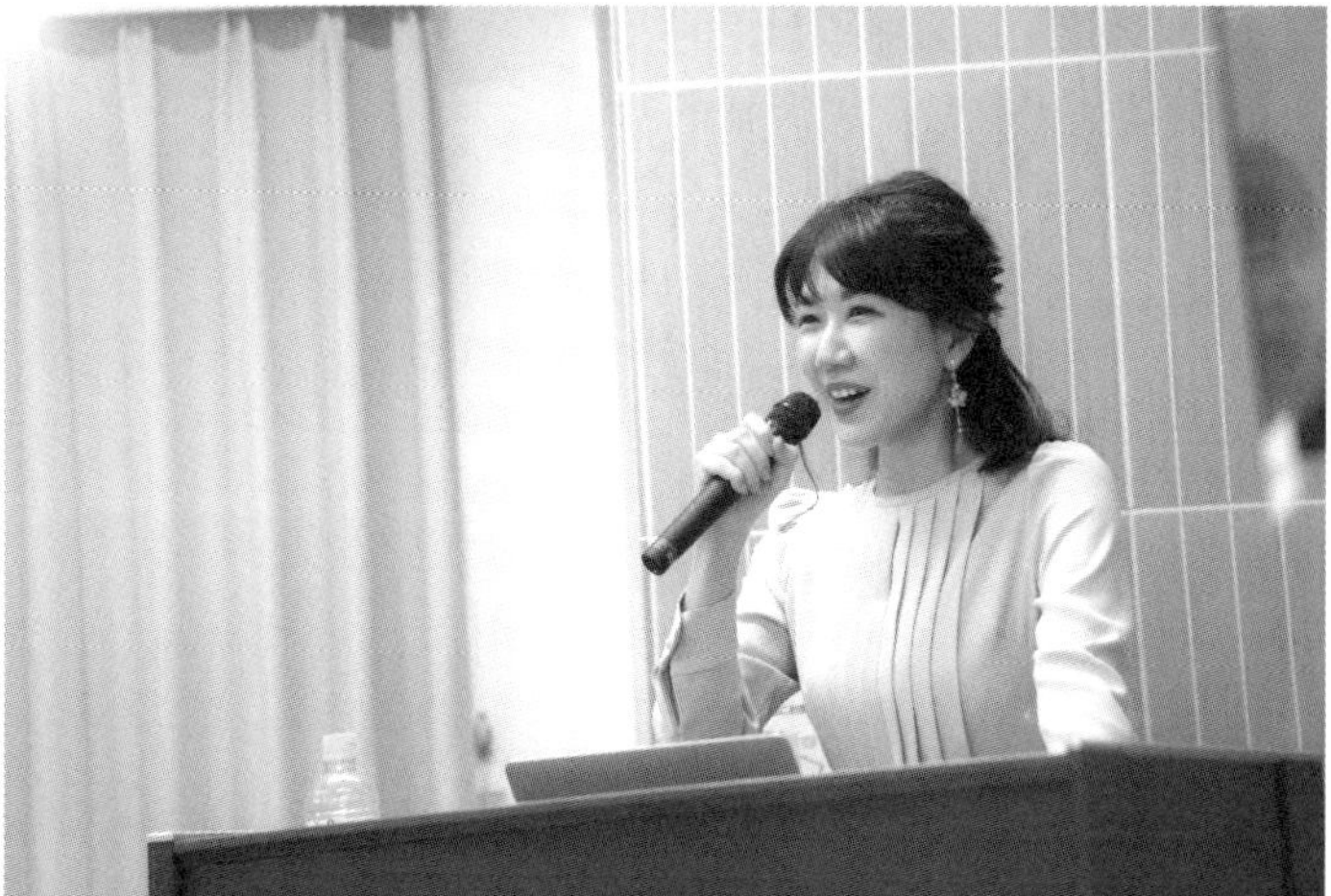

著者略歴

白崎　順子（しらさき　じゅんこ）

株式会社　ピュアラボーテ　代表取締役
エステティシャン、陰陽五行・臓活エステスクール理事。

「美を通じて皆様にHAPPYを♪」

　自分の病をきっかけに健康の大切さに目覚め健康美容を推奨するエステサロン、プロビアンコをオープン。そのコンセプトに多くのお客様の支持を集め予約の取れないサロンとなる。中国古来の陰陽五行思想をベースに美容のスパイスを加えた独自メソッド「臓活エステ」をプロデュース。全国に生徒さんを持つ臓活エステスクールの講師業も務める。

ブログやInstagramにて健康美容への思いを日々発信中。

ブログ
https://ameblo.jp/probianco/
Instagram　アカウント　@probianco.0510

カリスマエステティシャンが教える優しい臓活ケア

2020年9月10日 初版発行　　2023年6月30日 第2刷発行

著　者　白崎　順子　© Junko Shirasaki

発行人　森　　忠順

発行所　株式会社 セルバ出版
〒113-0034
東京都文京区湯島1丁目12番6号 高関ビル5B
☎03（5812）1178　FAX 03（5812）1188
http://www.seluba.co.jp/

発　売　株式会社 三省堂書店／創英社
〒101-0051
東京都千代田区神田神保町1丁目1番地
☎03（3291）2295　FAX 03（3292）7687

印刷・製本　株式会社丸井工文社

Printed in JAPAN
ISBN978-4-86367-609-1